Aditi Subhashchandraji Sarda
Himanshu Srivastava

Odontologia Minimamente Invasiva

Aditi Subhashchandraji Sarda
Himanshu Srivastava

Odontologia Minimamente Invasiva

A intervenção mínima "não é apenas uma técnica, é uma filosofia".

ScienciaScripts

Imprint
Any brand names and product names mentioned in this book are subject to trademark, brand or patent protection and are trademarks or registered trademarks of their respective holders. The use of brand names, product names, common names, trade names, product descriptions etc. even without a particular marking in this work is in no way to be construed to mean that such names may be regarded as unrestricted in respect of trademark and brand protection legislation and could thus be used by anyone.

Cover image: www.ingimage.com

Este livro é uma tradução do original publicado sob ISBN 978-620-3-46287-6.

Publisher:
Sciencia Scripts
is a trademark of
International Book Market Service Ltd., member of OmniScriptum Publishing Group
17 Meldrum Street, Beau Bassin 71504, Mauritius
Printed at: see last page
ISBN: 978-620-3-38095-8

Aos meus pais **o Sr. Subhash Chandraji Sarda** e a **Sra. Savita Sarda** pelo seu amor, apoio, inspiração e devoção.

RECONHECIMENTO

Antes de mais, agradeço a **Deus,** por esta bela vida e pela força que completa esta viagem.

As palavras por vezes não são suficientes para expressar o que sinto por estas pessoas, por isso aqui está uma tentativa sincera de recordar e reconhecer o apoio de todos aqueles que são responsáveis pela conclusão bem sucedida deste trabalho.

Aproveito esta oportunidade para expressar o meu amor e apreço pelo meu pai, **Sr. Subhash Chandraji Sarda**, que tem a atitude e a substância de um génio. Sem a sua ajuda, este trabalho não teria sido possível. Ele não só tem sido o meu modelo ao longo da vida, como também me tem dado apoio de todas as formas possíveis.

Agradeço à minha mãe, **Sra. Savita Sarda, e ao** meu irmão **Aditya Sarda** pelo seu apoio emocional destemido em cada passo da minha vida.

Por último, mas não menos importante, agradeço à minha cara-metade, **CA Girishji Gilda**, cuja coragem e convicção inflexíveis sempre foram uma fonte de inspiração para mim. Ele contribuiu para este trabalho de várias maneiras, fornecendo opiniões verdadeiras e esclarecedoras sobre vários aspectos relacionados com o projecto. Este trabalho não teria sido possível sem o seu amor e a fé que ele tem em mim.

Estou grato ao meu colega **Dr Himanshu Srivastava** por me ter dado sugestões e apoio valiosos ao longo de todo o processo.

PREFÁCIO

Tenho o prazer de oferecer este livro intitulado: Minimally Invasive Dentistry aos estudantes de graduação e pós-graduação, incluindo os meus colegas profissionais. Este livro dá imensa elucidação e clareza de informação sobre a Odontologia Minimamente Invasiva.

Dr Aditi Subhashchandraji Sarda

A abordagem de intervenção mínima começa com Diagnóstico & avaliação de risco de doença, a fim de permitir uma decisão de tratamento adequada. Diferentes cenários para a gestão da lesão cariosa inicial incluem a gestão não invasiva dos cuidados operatórios. O objectivo de um dentista restaurador no século XXI deve ser atrasar/prevenir a colocação da restauração inicial.

A prática clínica da medicina dentária minimamente invasiva é a aplicação de "um respeito sistemático pelo tecido original". Isto implica que a profissão dentária reconhece que um artefacto tem menos valor biológico do que o tecido saudável original. A expressão dentisteria minimamente invasiva ocorreu pela primeira vez na pubmed 1987. A frase significa menos corte e menos remoção de tecido saudável. Este conceito abrange todos os aspectos da profissão, desde a cirurgia de tecidos moles até ao diagnóstico de lesões de cárie incipiente e tratamento casual. O termo intervenção mínima em relação à cárie dentária abrange uma vasta área de diagnóstico, avaliação de risco, prevenção e controlo.

Além disso, acrescentará ao nosso conhecimento sobre a Odontologia Minimamente Invasiva, bem como os conceitos básicos da Odontologia Minimamente Invasiva.

CONTEÚDO

INTRODUÇÃO:

Miles Markel - um dos grandes líderes em medicina dentária preventiva declarou que o conceito central na modaern do papel do dentista no tratamento da cárie dentária: que a perda mesmo de uma parte de um dente humano deve ser considerada uma lesão grave e que o objectivo da medicina dentária deve ser o de preservar uma estrutura dentária natural saudável.

O termo intervenção mínima é novo na odontologia e foi introduzido para sugerir à profissão que, é tempo de mudar os princípios da odontologia operativa. A doença deve ser tratada em primeiro lugar e a abordagem cirúrgica deve ser empreendida como último recurso, com remoção de pouca estrutura dentária natural possível.

Adopta uma filosofia que integra a prevenção. A remineralização e a intervenção mínima para a colocação e substituição da restauração. [1]

A abordagem de intervenção mínima começa com Diagnóstico & avaliação de risco de doença, a fim de permitir uma decisão de tratamento adequada. Diferentes cenários para a gestão da lesão cariosa inicial incluem a gestão não invasiva dos cuidados operatórios. O objectivo de um dentista restaurador no século [XXI] deve ser atrasar/prevenir a colocação da restauração inicial.

A prática clínica da medicina dentária minimamente invasiva é a aplicação de "um respeito sistemático pelo tecido original". Isto implica que a profissão dentária reconhece que um artefacto tem menos valor biológico do que o tecido saudável original2. A expressão dentisteria minimamente invasiva ocorreu pela primeira vez na pubmed 1987. A frase significa menos corte e menos remoção de tecido saudável. Este conceito engloba todos os aspectos da profissão, desde a cirurgia de tecidos moles ao diagnóstico de lesões de cárie incipiente e ao tratamento casual3. O termo intervenção mínima em relação à cárie dentária abrange uma vasta área de diagnóstico, avaliação de riscos, prevenção e controlo.

Este conceito evoluiu como consequência da nossa maior compreensão do processo de cárie e desenvolvimento de materiais de restauração adesiva. Esta técnica tira partido da desmineralização-remineralização para inibir a progressão da lesão.

Ajuda a reconhecer que o esmalte e a dentina desmineralizados mas não escavados podem ser curados e a extensão para prevenção para tratamento de cáries, como proposto por G. V. Black, já não é responsável.

A   intervenção mínima "não é apenas uma técnica, é uma filosofia"[4].

MOTIVO:

Motivos para uma Odontologia Mínima Invasiva

G. V. Black salientou em 1908 que *"os recheios não são curativos"* isto ainda é válido. Com este conceito em mente, quando se trata de mudar os factores de risco de cárie ou de empregar novos procedimentos operativos, é essencial que a odontologia como um todo alargue a perspectiva a partir de uma orientação tradicional "ferramenta e material" para incluir também a orientação "doença e lesão"5

Actualmente, os motivos mais importantes para uma mudança são:

- **Sobrevivência limitada das restaurações**
- **Taxas de progressão lenta da cárie**
- **Novos instrumentos para diagnóstico precoce e avaliação de risco**
- **Medida preventiva eficaz**
- **Materiais restauradores adesivos**
- **Risco de efeitos iatrogénicos**
- **Novos métodos de remoção de cáries e preparação de cavidades**
- **Uma população em envelhecimento**

Sobrevivência limitada das restaurações

Uma base de provas convincentes indica claramente que a cárie secundária e a fractura de obturações são a principal razão para a substituição de obturações na prática dentária geral. É evidente que 50-70% do tempo da cadeira do dentista é gasto em restaurações ou reparações de restaurações anteriores. Ao substituir uma restauração, há um desperdício considerável de substância dentária saudável e um aumento da cavidade e do tamanho das restaurações. Isto é particularmente verdade na substituição de compósitos de resina cor de dente, onde é difícil identificar a fronteira entre o recheio e o dente. O resultado da substituição ou restaurações é um aumento mais rápido do tamanho da cavidade.

O facto de os grandes enchimentos sobreviverem por um período de tempo mais curto do que os pequenos aumenta a lógica dos procedimentos de reparação e remodelação em vez da substituição de todo o enchimento, bem como do adiamento da primeira restauração.

Taxas de progressão lenta da cárie

A taxa de progressão da cárie através do esmalte e da dentina é de importância fundamental para a intervenção terapêutica.

7

O facto de se saber muito sobre a taxa de progressão das cáries, especialmente o facto de que quanto mais baixo o nível de cáries - mais lento o índice sugere que as lesões precoces podem precisar de ser monitorizadas mais ou menos ao longo da vida.

A estratégia para restaurar uma lesão depende de

> → certeza de progressão
> → Sintomas
> → Considerações estéticas
> → Necessidade de restaurar a função.

O limiar para quando fazer uma restauração é quando a lesão está "dentro da dentina".

Novos instrumentos para diagnóstico precoce e avaliação de risco

Novas ferramentas de diagnóstico para lesões de cárie incluem - técnicas radiográficas digitais, trans-iluminação de fibra óptica, métodos de condutividade electrónica, e técnicas de florescência laser e de luz.

Medida preventiva eficaz

Medidas preventivas eficazes incluem pasta de dentes fluoretada e selantes de fissuras. Mas um dos principais problemas na avaliação da eficácia das medidas preventivas consiste em alterações subtis ao longo do tempo nos critérios de diagnóstico, no limiar de restauração e assim por diante. Existem numerosos métodos disponíveis desde a modificação comportamental até à mais recente modificação do ozono.

Materiais restauradores adesivos

Os materiais adesivos revolucionaram a odontologia ao abrirem alternativas na preparação de cavidades. As cavidades mais pequenas podem ser preparadas e o contorno da preparação pode ser mínimo, removendo apenas parte doente do tecido dentário que contribui para uma abordagem de intervenção prematura e os materiais libertadores de flúor podem também contribuir para uma menor cárie secundária.

Risco de efeitos iatrogénicos

As alterações nos limiares de intervenção restaurativa significam que as lesões são restauradas numa fase posterior em vez de numa fase anterior. E isto pode ter levado a menos efeitos iatrogénicos e pode também ter provocado o declínio das cáries. O branqueamento em vez da cobertura total da coroa é outro exemplo de minimização do risco de danos iatrogénicos.

Novos métodos de remoção de cáries e preparação de cavidades

Várias novas técnicas de remoção de cáries e preparação de cavidades surgiram como consequência do conhecimento das taxas de progressão das cáries, sobrevivência dos enchimentos e novos materiais adesivos.

Ex:

* Sono-abrasão
* Abrasão do ar
* Lasers
* Remoção de cáries químico-mecânicas ou enzimáticas
* Ozonoterapia
* Terapia antibacteriana.

Uma orientação de defeito minimamente invasiva é também aplicável quando se opta por reparar ou renovar uma restauração ou uma coroa protética quando possível e não apenas quando se trata de cáries primárias.

Uma população em envelhecimento

O custo de manter o estatuto oral de um número crescente de pessoas idosas está a aumentar. A maioria dos sistemas de saúde não dispõe dos fundos ou conhecimentos necessários para cuidar desta faixa da população. Uma percentagem mais elevada da população necessitará de tratamento reparador, a menos que sejam instituídas medidas preventivas ou compensatórias.

CONCEITO DE ODONTOLOGIA MINIMAMENTE INVASIVA:

A extensão para a prevenção deu lugar ao novo paradigma da medicina dentária minimamente invasiva. O conceito de "odontologia minimamente invasiva" pode ser definido como a preservação máxima de estruturas dentárias saudáveis. Na cariologia, este conceito inclui a utilização de todas as informações e técnicas disponíveis, desde o diagnóstico preciso da cárie, avaliação e prevenção do risco de cárie, até aos procedimentos técnicos na reparação de restaurações.

"O conceito de odontologia minimamente invasiva tem envolvido como consequência da nossa maior compreensão do processo de cárie e desenvolvimento de material restaurador adesivo"(Tyas et al 2000)[6].

Tyas et al. recomendaram o seguinte conceito de MI

Remineralização de lesões de cárie precoces

Redução das bactérias cariogénicas a fim de eliminar o risco de mais

desmineralização e cavitação

Extensão cirúrgica mínima da lesão cavitada

Reparação em vez de substituição de restaurações defeituosas

Controlo de doenças

É necessário expandir o conceito para incluir os processos mentais e as Atitudes que se incluem na manutenção dos tecidos originais em boas condições. O conceito de odontologia minimamente invasiva no que respeita à cariologia deve incluir os seguintes processos (Erickson et al 2004a)[2].

Diagnóstico exacto de doenças e lesões de risco

Prevenção primária

"Restauração just in time"

Procedimentos operativos minimamente invasivos

Prevenção secundária

Os conceitos de Tyas e colegas foram modificados por Carol Anne Murdoch (2003)[7] como se segue.

DIAGNÓSTICO PRECOCE DA CÁRIE

A classificação da profundidade e progressão da cárie utilizando a radiografia

A avaliação do risco de cárie individual (alto, moderado e baixo)

A redução de bactérias cariogénicas, para diminuir o risco de mais desmineralização e cavitação

A remineralização e monitorização de lesões presas não escavadas.

A colocação da restauração em dentes com lesão cavitada, utilizando desenhos minimamente invasivos.

Reparação em vez de substituição de restauração defeituosa.

A avaliação da gestão de doenças sai a intervalos pré-estabelecidos.

I. Diagnóstico precoce:

Edwine Kidd et al (2003)[8].Um diagnóstico não é um objectivo em si mesmo, mas tem sido descrito como um local de repouso mental a caminho de uma decisão de tratamento. Assim, é difícil negar que o diagnóstico é a pedra angular da odontologia minimamente invasiva. O diagnóstico (do grego, através do conhecimento) implica que não é apenas o reconhecimento de lesões utilizando ferramentas mais sofisticadas (Stookey e Gonzalez cabe zas 2001)[9] O diagnóstico está a reconhecer uma lesão específica para a doença, determinando se irá progredir e se aparecerão mais lesões. Assim, o objectivo fundamental de um diagnóstico de cárie clínica é ser capaz de detectar e classificar a lesão de modo a seleccionar a gestão mais apropriada, o que também significa detectar uma lesão e tomar uma decisão sobre a sua actividade. A decisão é uma habilidade clínica que envolve uma história e exame cuidadoso do paciente   É importante reconhecer que a decisão clínica é tomada em condições de incerteza e esta incerteza resultará inevitavelmente em variações nas decisões de planeamento do tratamento.A detecção da lesão de cárie é apenas um aspecto no diagnóstico da cárie. A actividade de cárie é mais importante e deve ser determinada e muitas vezes é de difícil acesso. A actividade de cárie é o processo que começa com a presença de placa dentária anexa, o que leva à desmineralização da estrutura dentária inferior. É importante lembrar que a actividade da cárie não pode ser determinada através da monitorização da lesão ao longo do tempo. Radiografia e informação clínica são normalmente utilizadas para fazer esta determinação, embora outras ferramentas de diagnóstico estejam a emergir alguns métodos são melhores para detectar cárie oclusal, alguns métodos para detectar lesões superficiais proximais/suaves.

Estas tecnologias emergentes incluem métodos de condutância eléctrica, fluorescência laser quantitativa, fluorescência laser, tomografia computorizada de abertura e tomografia de coerência óptica. Há uma clara necessidade de investigação para aumentar a precisão do método de diagnóstico (Anne/Mclean 2003)7.

Teste de diagnóstico:

Identificar a microflora

Teste salivar

1. Identificar a microflora

A modificação da microflora oral é essencial nas fases iniciais e estão disponíveis testes relativamente simples para avaliar a microflora no consultório dentário. O cultivo simples de tubos de ensaio demora até horas para confirmar a presença ou ausência de níveis patológicos de infecção. Isto proporcionará uma prova visual ao paciente e ajudará à motivação. 3 meses após a situação ter sido estabilizada, com restauração transitória / permanente, deverá ser realizado um novo teste da microflora oral e do fluxo salivar.

Se o nível de S. mutans for inferior a 10.000 unidades formadoras de colónias /um ml de saliva, pode assumir-se que a actividade cariosa é presa.

Se os lactobacilos ainda estiverem presentes, o paciente pode não cooperar plenamente com o controlo dietético.

Uma vez que S. mutan é transferível de um paciente para outro, é sensato monitorizar um paciente susceptível durante um período de tempo até os níveis de S. mutan e lactobacillus serem suprimidos a longo prazo.

2. Testes salivares

A saliva desempenha um papel significativo na saúde da cavidade oral porque estabiliza a contínua troca iónica com a superfície do dente. A saliva tem uma capacidade de amortecer o PH e, portanto, pode reduzir o potencial de desmineralização. Os testes à saliva envolvem tanto a saliva estimulada como a não estimulada. Ao avaliar ambos, o resultado do teste torna-se um diagnóstico muito útil e uma comunicação poderosa.

O teste da saliva consiste em 5 etapas.

Passo 1	Saliva em repouso	Hidratação
Passo 2	Saliva em repouso	Viscosidade
Etapa 3	Saliva em repouso	PH
Passo 4	Saliva estimulada	Quantidade
Passo 5	Saliva estimulada	Capacidade de amortecimento (qualidade)

Teste de repouso (não estimulado) da saliva

Etapa 1: Exame visual - hidratação

A saliva em repouso deriva principalmente das glândulas submandibulares e pode ser medida permitindo ao paciente babar saliva para um copo colector (o fluxo de repouso típico é de 0,4ml/min.).

Por mais simples que seja a técnica de avaliação visual da produção salivar a partir da pequena glândula salivar nos lábios. As glândulas dos lábios inferiores podem ser vistas facilmente virando o lábio para expor o lado interior. O tempo de produção de gotículas de saliva por estas glândulas é um método simples para avaliar o grau de hidratação da boca.

Procedimento:

Sempre o lábio, suavemente manchar a mucosa labial com um pequeno pedaço de gaze e observar a mucosa sob boa luz. Gotas de saliva formar-se-ão nos orifícios das glândulas menores. se o tempo necessário para isso for superior a 60 segundos, o fluxo de repouso é inferior ao normal.

Resultado: > 60 segundos-fluxo de ensaio -baixo

Entre 30 -60 seg: taxa de fluxo em repouso - normal.

<30 segundos: fluxo de repouso -elevado.

Passo 2: Exame visual -viscosidade.

Avaliar visualmente a viscosidade de repouso. A saliva saudável não estimulada é clara na cor e aquosa na consistência. Se parecer fibrosa, espumosa ou bolhosa ou se for muito pegajosa, significa que o conteúdo de água é baixo porque a taxa de produção é baixa.

Etapa 3: Descanso do PH da saliva não estimulada.

Instruir o doente a expectorar qualquer saliva agrupada no copo colector.

Pegar numa tira de teste PH, colocá-la na amostra de saliva em repouso durante 10 segundos, e depois verificar a cor da tira.

A saliva de repouso altamente ácida será de cor vermelha com PH 5.0 - 5.8.moderadamente ácida terá cor amarela com PH 6.0-6.6.

Saliva saudável na cor verde, PH 6,8-7,8.

O pH baixo indica que o ambiente da boca é mais ácido do que o normal. Quando isto ocorre, o desafio ácido resulta em desmineralização e perda mineral ao nível , que a saliva não pode reparar.

Interpretação de resultados baixos de testes para saliva em repouso:

Se os testes de saliva não estimulados mostrarem resultados baixos, isto significa que a saliva não está a funcionar em todo o seu potencial e que a saúde oral está em risco. A saliva pode não fluir e proteger eficazmente as superfícies e a acidez na boca estará a favorecer a desmineralização ou o aumento da colonização de bactérias acidúricas.

Quando os resultados do teste de saliva estimulada são normais, isto indica que há ou falta de matéria-prima (água) ou falta de estímulo às glândulas salivares (ou a ambas).

O perfil do estilo de vida e a história identificarão os factores causais que reduziram a actividade de saliva em repouso.

Teste de saliva estimulada

Passo 4: fluxo estimulado, quantidade.

A quantidade é relativamente simples de medir e espera-se que o fluxo estimulado esteja entre 1,5-2,5 ml/min. A quantidade varia ao longo do dia e será mais baixa durante o sono.

Um fluxo inferior a 0,7 ml/min representa uma xerostomia grave. O fluxo também pode ser afectado pelo medicamento e o paciente não tem frequentemente consciência de uma boca seca e o dentista pode ter de chamar a atenção do paciente para a mudança.

O fluxo estimulado é importante para afastar os ácidos da dieta, da placa dentária ou de fontes internas (reflexo gástrico).

Testar o fluxo estimulado envolve, obter saliva durante um período de 5 minutos.

Instruir o paciente a mastigar um pedaço de cera, após 300 segundos, expectorar para a cuspideira. Continuar a mastigar durante mais 5 minutos, recolhendo saliva para um copo colector a intervalos regulares.

Quantidade de saliva a 5 minutos

3,5ml	Muito baixo	Cor vermelha
3,5-5,0ml	Baixo	Cor amarela
> 5,0 ml	normal	Cor verde.

Passo 5: fluxo estimulado - capacidade de amortecimento.

O teste da capacidade tamponante indica a eficácia da saliva na neutralização dos ácidos na boca. O bicarbonato é o sistema tamponante mais importante na saliva. O teste tampão de verificação da saliva GC é concebido para se correlacionar com os resultados obtidos por técnicas de titulação.

No lugar da tira-tampão /dispense a saliva estimulada com pipeta em cada bloco de teste. Virar imediatamente a tira 900 para absorver qualquer excesso no tecido absorvente. Isto evitará o inchaço do excesso de saliva no resultado do teste. As pastilhas de teste começarão a mudar de cor imediatamente e após 5 minutos

Resultado em 5 minutos

Cor da almofada de teste	total
Verde	4 pontos
Verde/azul	3 pontos *
Azul	2 pontos
Azul/vermelho	1 ponto *
Vermelho	0 pontos

* Quando uma combinação de cores fornece um resultado pouco claro, usar pontuações intermédias como indicado.

Interpretação

Total combinado	Armazenamento da saliva
0-5	Muito baixo
6-9	Baixo
10-12	Normal

O teste baixo indica problema com a função das glândulas salivares.

Identificação de cáries:

Estão disponíveis vários métodos para a identificação de áreas desmineralizadas da estrutura dentária e da presença de cavitação.

1. Espelho e sonda
2. Radiografia
3. Transiluminação.
4. Detectores de cárie electrónica
5. Detector de cáries laser pulsado.

1. Espelho e sonda

Este é um método tradicional, mas é geralmente aceite que um tal exame deve ser efectuado com cuidado. A superfície do esmalte desmineralizado e da dentina de superfície radicular é relativamente frágil e facilmente danificada. Se o explorador afiado for utilizado com qualquer vigor, a superfície pode ser perfurada, a placa será retida neste novo defeito e assim o processo carioso continuará até que a superfície seja reparada.

Por conseguinte, recomenda-se a utilização de um explorador sem corte. A sonda deve ser utilizada muito ligeiramente de lado em vez do ponto, para testar a firmeza e textura da superfície do dente.

O clínico pode avaliar melhor as fissuras oclusais lavando-as e secando-as vigorosamente com ar quente e examinando-as visualmente com ampliação.

2. Radiografias

As radiografias tradicionais de mordedura das asas são obrigatórias como ajuda de diagnóstico para a cárie - doente activo.

A radiografia deve ser interpretada com cautela. A velocidade de progressão da cárie deve ser presa antes que o dentista decida submeter-se a procedimentos restaurativos. Pode demorar 1-4 anos para que uma lesão proximal se desenvolva através do esmalte. Apenas 40% das lesões proximais que, radiograficamente, se encontram na metade externa da dentina, são na realidade cavitadas na superfície externa. Isto sugere que a identificação do grau de desmineralização numa radiografia não significa necessariamente que se justifique uma abordagem cirúrgica para a remoção da lesão. Pode ainda ser possível remineralizar e curar a área.

3. Transiluminação

A iluminação trans ajudará a confirmar a presença de uma cavidade relativamente grande, mas deve ser usada em conjunto com a radiografia.

4. Detector de cáries electrónicas

O conceito de teste de cárie através de impedância eléctrica foi sugerido pela primeira vez por Pincus em 1951.

O dispositivo consiste num pequeno eléctrodo para o paciente segurar e num ponto de contacto fino a ser colocado sobre o dente para explorar a fissura. Qualquer área de desmineralização será porosa, as porosidades preenchidas são com saliva e outros electrólitos, pelo que haverá um potencial diferencial entre estas áreas e uma estrutura dentária totalmente mineralizada. O mostrador de gravação mostra números de 0-10 e uma imagem de um rosto que sorri até um valor de 5 e se afasta quando o valor é superior a 5. Este nível indica que existe uma desmineralização suficiente para justificar uma intervenção cirúrgica.

5. Detectores de cárie por laser pulsado:

Um desenvolvimento recente são os detectores de cárie com base num laser pulsado de baixo nível.

Quando a luz incidente encontra uma alteração na mineralização, estimula uma luz fluorescente de diferentes comprimentos de onda, que se pode traduzir num sinal acústico.

Este dispositivo tem limitação, porque a profundidade de penetração da luz é limitada a cerca de 2mm. O valor do dispositivo reside na detecção do envolvimento oclusal e não identificará a lesão interproximal.

Cada técnica tem lugar no diagnóstico. A lesão precoce deve ser detectada e tratada com cautela. (Mount/Ngo 2000)[10].

II. Remineralização da lesão precoce e redução de bactérias cariogénicas.

É bem reconhecido que é possível deter e mesmo inverter a perda mineral associada à cárie numa fase precoce, antes de se verificar a cavitação.

A remineralização deve ser reconhecida e utilizada na medida do possível para qualquer dente que tenha sido sujeito à estrutura dentária natural.

A desmineralização do esmalte e da dentina não é um processo contínuo e irreversível. Através de uma série de ciclos de desmineralização e remineralização, o dente perde e ganha alternadamente iões de cálcio e fosfato, dependendo do microambiente. Quando o PH for inferior a 5,5, o esmalte subsuperficial e a dentina desmineralizarão. O fluoreto aumenta a absorção de iões de cálcio e fosfato e pode formar fluorapatite.

Uma vez obtidos os resultados da cavitação, é difícil controlar a acumulação da placa. A placa impede a disponibilidade de iões de cálcio, fosfato e flúor, o que por sua vez pode diminuir a potencial remineralização. Por conseguinte, o tratamento cirúrgico da remoção e restauração da cárie é indicado para a lesão cavitada.

Nas lesões não cavitadas para tirar partido dos dentes para remineralizar, é preciso primeiro alterar o ambiente bucal, para fazer pender o equilíbrio a favor da remineralização.

Esta abordagem inclui,

-diminuindo a frequência de ingestão de carboidratos refinados.

-segurando um óptimo controlo da placa.

-conduzindo a educação dos doentes.

Agentes como o flúor tópico e o clorhexideno podem ser aplicados para encorajar a remineralização.

(Anne & Mclean e montagem /Ngo 2003)7, [10]

III. Intervenção cirúrgica mínima da lesão cavitada

O tratamento minimamente invasivo da cárie não se concentra principalmente na restauração de pequenos defeitos, mas concentra-se na preservação dos tecidos quando se trata qualquer tamanho de defeitos cariados (Ericson et al 2003). [3]

Numa abordagem minimamente invasiva, a gestão cirúrgica dos dentes não cavitados e desmineralizados deve ser o último recurso. Isto inclui diferentes técnicas minimamente invasivas, de modo a restaurar e conservar o dente tanto quanto possível.

IV. Reparação Vs Substituição de restauração defeituosa

A substituição da restauração compreende 50-70% de todo o tratamento operatório em pacientes adultos. A maioria das restaurações em consultórios dentários gerais são substituídas por alguns diagnósticos relacionados com defeitos marginais. A maioria das discrepâncias marginais envolve a cárie secundária, (Mjor et al 2000)[11]. Outros defeitos que conduzem à substituição da restauração incluem a restauração marginal e a restauração de grandes dimensões, a fractura das extremidades do dente de restauração colorida.

A colocação de qualquer restauração falhada levará a uma maior perda da estrutura dentária e subsequente enfraquecimento da coroa restante. A abordagem minimamente invasiva facilita a reparação em vez da substituição da restauração. A progressão da cárie será limitada com o advento da aderência, materiais biomiméticos, & com um desenho de cavidade de intervenção mínima. (Ngo &mount 2003)10

V. Controlo de doenças

É necessário estabelecer orientações claras sobre a gestão das cáries como doença infecciosa. Esta componente consiste na avaliação do risco e no desenvolvimento de um plano de tratamento personalizado para o doente individual, a fim de incluir estratégias adequadas para modificar o risco individual. As estratégias incluem a identificação e monitorização bacteriana, análise e modificação da dieta, utilização de fluoretos tópicos e utilização de agentes antimicrobianos e educação do doente. A tecnologia emergente nesta área inclui vacinas de cárie e terapia de substituição bacteriana que tem sido estudada em roedores até à data (Mclean 2003). [7]

CUIDADOS OPERATIVOS MINIMAMENTE INVASIVOS:

O objectivo da terapia restaurativa é restaurar o dente a um estado de saúde, função, estética para prevenir a recorrência de cáries. A gestão mais adequada é determinada pelo estado de risco de cárie do paciente e pela extensão da cavitação e desmineralização. A chave para este processo é o julgamento profissional do profissional, guiado por provas científicas. A restauração deve ser adiada até aparecerem provas de cavitação ou radiolucências que prolonguem mais de um terço da espessura da dentina. Quando a cavitação de uma lesão inicial for confirmada numa fase inicial, o plano de tratamento exigirá uma intervenção cirúrgica precoce. Isto permite que seja utilizada uma técnica minimamente invasiva, uma vez que a lesão ainda é de tamanho limitado. [12]

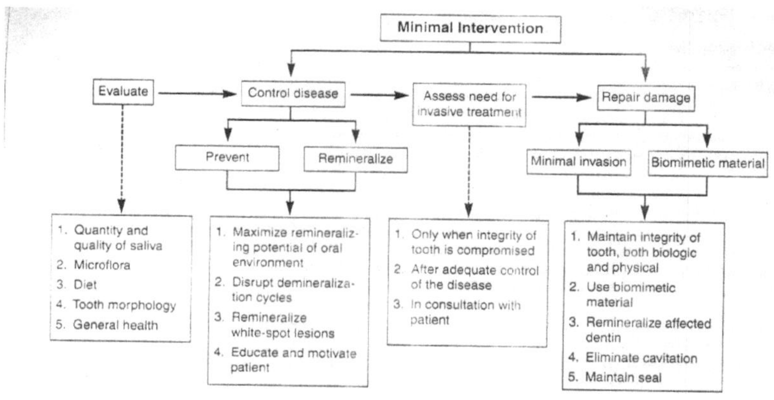

PRINCÍPIO DAS CAVIDADES ADESIVAS

O princípio do desenho de cavidades para restauração de amálgamas, tal como estabelecido por G.V black no final do século [XIX,] tem guiado a odontologia operativa durante a maior parte do século [XX.] Com a chegada da odontologia adesiva e de uma nova forma de prevenção, foram iniciadas mudanças que melhoraram a aderência dos materiais e o desenho da cavidade negra recuou lentamente para o fundo.

O conceito negro de "extensão para prevenção" já não é válido como resultado de uma abordagem conservadora. O paradigma actual é "prevenção da extensão".

Actualmente não há necessidade de estender a preparação a áreas de auto-limpeza, uma vez que existem formas mais eficazes de prender uma lesão cariosa e de evitar mais decadência. O conceito de áreas de auto-limpeza e remoção de toda a dentina afectada na parede axial tem sido descartado para uma abordagem mais economizadora dos dentes, centrada na cura em vez da remoção de tecidos desmineralizados.

Formulário de esboço

Actualmente, o contorno das cavidades, internas e externas, só é ditado pela extensão das cáries. Após a remoção da cárie, as paredes internas rectas e os ângulos de linha definidos deixam de ser necessários para os materiais adesivos, a necessidade de retenção através de subcortes, e a preparação tradicional da cárie é eliminada pela colagem do material restaurador ao dente. O esmalte frágil na margem da cavidade deve ser removido, mas a integridade do esmalte não suportado pode ser reforçada até certo ponto pela adesão interna do material restaurador aos tecidos duros dentários. Os biséis podem ser aplicados conforme necessário para aumentar a retenção e melhorar a transição de tonalidade.

Resistência

O conceito de resistência é aplicável tanto aos dentes como ao material restaurador. No que diz respeito ao dente, o factor de resistência refere-se principalmente ao esmalte não suportado e às cristas marginais. Os procedimentos adesivos incluem a decapagem interna das paredes da cavidade. As hastes de esmalte soltas e frágeis devem ser removidas, mas a estrutura dentária não suportada pode ser conservada. O dente enfraquecido pode ser reforçado pela restauração colada. A integridade do dente é restaurada pela ligação eficaz entre a estrutura do dente e a restauração.

Uma maior ênfase na preservação da estrutura dentária levou a uma concepção alternativa da cavidade para a cárie proximal precoce; preparação de fendas verticais e horizontais e preparação de túneis.

Retenção

O conceito de retenção ainda é válido, mas o mecanismo de retenção é deslocado do nível macro para o nível micro. Com os actuais procedimentos de gravura e colagem, o princípio da retenção de macros já não se aplica. Actualmente, a retenção é conseguida através de

A micro retenção mecânica -intertravamento de etiquetas de resina no padrão retentivo da superfície dentada gravada.

Camada sub-micro-híbrida mecânica, ramificação horizontal entre túbulos dentinários, rugosidade superficial dos túbulos.

Camada de permuta adesão-íon química de ionómeros de vidro.

A colocação de bisel aumenta a área de superfície potencial de retenção, mas a maior vantagem dos biséis é o aumento da transição de sombra do esmalte natural e do material restaurador. A margem cervical só deve ser biselada, se a margem estiver bem acima da junção cemento - esmalte. Quando apenas uma pequena quantidade de prisma menos esmalte é deixada, a colocação de bisel cervical não é aconselhada. O conceito do preto é também aplicável ao material restaurador. A resistência inerente do material a ser utilizado dita o desenho da margem. ou seja, perto de 900 ângulos de superfície cavosuricular para GIC frágil , onde como o material à base de resina tem um bom desempenho em camada fina e desenhos de bisel longo são preferidos para retenção. se a margem estiver em carga funcional , a margem nessa área pode ter um ângulo de superfície cavosuricular que se aproxima de 60-800. Os chanfros oclusais não devem ser para restauração posterior de compósitos.

Limpeza

O conceito de "acabamento das paredes" e "sanita da cavidade" da Black passou por uma transição para a "limpeza" das superfícies adesivas. Para uma interface adesiva duradoura, são necessárias condições óptimas de campo seco, utilizando um rolo de borracha -dam ou algodão. A importância da superfície limpa e a extensão cuidadosa da colagem são requisitos prévios para o sucesso a longo prazo. Deve ser dada muita ênfase à preparação e manutenção de uma superfície de colagem meticulosamente limpa, uma vez que a qualidade da interface adesiva determinará a sobrevivência da restauração e, consequentemente, a longevidade do dente restaurado.

Conveniência

Os conceitos de conveniência continuam a aplicar-se, uma vez que o clínico deve ter acesso à área de trabalho para a execução eficiente das técnicas e manipulação dos materiais. A técnica minimamente invasiva preserva a máxima quantidade de estrutura dentária sólida.

No virar do século, chegámos agora ao que Black visionarily descreveu quando observou que, no futuro, os dentistas estariam sobretudo envolvidos na prevenção em vez da reparação (peter e McLean 2000).

DESENHO DE CAVIDADE

G.V. A classificação negra da cavidade foi modificada por Mount e Hume. Propuseram uma nova classificação da cavidade em 1997.

A classificação proposta tem em conta o facto de existirem apenas três superfícies de coroa de dente que são sujeitas a ataque de cárie,

Site 1: fossa e fissuras na superfície oclusal dos dentes posteriores e outros defeitos na superfície de outro esmalte liso sábio.

Site 2: áreas de contacto entre qualquer par de dentes, anterior ou posterior.

Site 3: áreas cervicais relacionadas com tecidos gengivais, incluindo superfícies radiculares expostas.

A extensão da progressão das cáries é classificada por tamanho.

Tamanho 0: lesão inicial em qualquer local que possa ser identificada mas que ainda não tenha resultado em cavitação superficial. Pode eventualmente ser curada.

Tamanho 1: menor lesão mínima que requer intervenção cirúrgica. A cavidade está dentro da dentina logo após a cura através da remineralização.

Tamanho 2: cavidade de tamanho moderado. Existe ainda uma estrutura dentária sólida suficiente para manter a integridade da coroa restante.

Tamanho 3: a cavidade precisa de ser modificada e aumentada para proporcionar alguma protecção à restante coroa contra a carga oclusal. Já existe uma fenda na base da cúspide, se não for uma fenda protegida, é provável que se desenvolva

Tamanho 4: cavidade extensa, após perda da cúspide de um dente posterior ou de uma borda incisiva de um dente anterior

Classificação das lesões cariadas por local e tamanho

	Tamanho			
Sítio	Mínimo(1)	Moderado(2)	Alargado(3)	Extensivo(4)
Fosso e fissura (1)	1.1	1.2	1.3	1.4
Área de contacto(2)	2.1	2.2	2.3	2.4
Área cervical(3)	3.1	3.2	3.3	3.4

Preparação da cavidade para

Site 1 tamanho 0

O conceito de foca de fissura foi discutido por Simonsen (1989),[13] em particular no dente recentemente erupcionado. A selagem de uma fissura profunda antes da sua oclusão parcial por placa e película e antes da desmineralização em dentina, como uma história clínica aceitável.

Os primeiros vedantes de fissuras não estavam cheios ou estavam ligeiramente cheios de resina, mas existem algumas dúvidas sobre a integridade da união do ácido ácido etch entre a resina e o esmalte nestas regiões. Foi demonstrado que o ionómero de vidro irá ocluir com sucesso tais fissuras (Willson & Mclean 1989)14. Isto é designado como "Protecção contra fissuras" para diferenciar de um "selo de resina".

A anatomia do esmalte dentro de uma fissura difere da de outras superfícies, ou seja, é coberta com uma camada de hastes de esmalte que parecem correr paralelamente a uma superfície e não em ângulos rectos. Isto significa que quando gravado com ácido ortofosfórico, não desenvolverá o padrão habitual de esmalte poroso, que permite a penetração de resina não preenchida, a qual é normalmente utilizada para proporcionar uma micro fixação mecânica. Nem a resina nem um ionómero de vidro fluem para dentro da fissura para além do ponto em que a fissura se reduz a cerca de 200µm de largura, pelo que a retenção de ambos os materiais parece depender da aderência ao esmalte à entrada da fissura, em vez de se interceptar mecanicamente nas complexidades das fissuras. Trabalhos recentes sugerem que embora as hastes de esmalte se encontrem numa orientação diferente, o ionómero de vidro continuará a desenvolver a adesão à troca iónica e a mostrar uma longevidade aceitável (Mount & Hume2003)15.

Mertz - Fairhurst et al demonstraram que, desde que a lesão não seja extensa, pode ser suficiente aplicar um selo protector e o progresso das cáries será preso enquanto o selo permanecer.

Site 2 tamanho 0

Os problemas envolvidos na identificação e determinação da extensão das lesões proximais são semelhantes aos envolvidos nas lesões oclusais. É necessário determinar a presença ou ausência de cavitação antes de se efectuar uma intervenção cirúrgica. Estudos demonstraram que a lesão inicial será submetida a remineralização, se houver um ambiente favorável.

O método utilizado é simples. Um anel espaçador de borracha, como o utilizado na Ortodontia, é colocado interproximalmente e deixado no seu lugar durante 24 - 48 horas. O anel é removido e uma pequena impressão do espaço é tirada com um material de impressão à base de borracha de baixa viscosidade. Isto registará os dois espaços aproximados com precisão suficiente para determinar a presença ou ausência de cavitação.

Na ausência de cavitação, estão disponíveis duas opções

- A superfície pode ser submetida a gel fluoreto intensivo ou verniz várias vezes ao dia durante um período razoável, esperando-se que este tratamento promova a remineralização.

- O método alternativo seria gravar a superfície proximal, seguindo o tratamento com flúor prescrito e vedá-la com resina de cura ligeira, de baixa viscosidade sem enchimento. Isto selaria a superfície contra uma maior desmineralização. A colocação de selante eliminaria a oportunidade de uma desmineralização posterior e curaria a lesão.

Site 2, tamanhos 1 & 2

A presença de cavitação é confirmada pela secagem do dente com fluxo de ar fresco. Se esta acção provocar uma dor, é provável que haja cavitação, através do esmalte, porque a dentina foi desidratada e afastada do esmalte. A abordagem cirúrgica mínima torna-se essencial para reparar as lesões.

Foram sugeridas três possíveis abordagens minimamente invasivas, dependendo da posição da lesão nas superfícies proximais e da sua acessibilidade. Estas opções de tratamento foram descritas por Mount & Hume64 e também por Wilson & Mclean

- Preparação do túnel
- Preparação da ranhura

- Abordagem proximal

Preparação do túnel:

O conceito de preparação do túnel foi primeiramente descrito por Jinks e promoveu pequenas restaurações de ionomero de vidro "o conceito de túnel" que acede às cáries proximais através de um fosso oclusal é concebido para preservar a crista marginal proximal sobrejacente e manter uma maior integridade.

A preparação do túnel é indicada nos casos em que a lesão está mais de 2,5 mm abaixo da crista do cume marginal (Wilson & Mclean 1988).

São descritas duas variações:

1. preparação de túnel fechado - isto deixa o esmalte desmineralizado aproximado intacto e

2. Preparação de túnel "aberto" que é acedido a partir da oclusal e saídas através das superfícies aproximadas.

A preparação do túnel preserva as cristas marginais e é considerada como uma abordagem conservadora. É difícil de executar uma vez que existe um acesso visual limitado para a identificação e remoção de cáries e esmalte fraco. Além disso, o procedimento pode deixar uma crista marginal frágil.

Procedimento

A lesão é aberta de forma muito conservadora, através de um acesso limitado desde a fossa oclusal apenas medial até ao cume marginal. Sob observação cuidadosa utilizando ampliação, o médico faz o acesso com uma pequena broca cilíndrica de diamante, utilizada a alta velocidade intermédia sob spray de água sob o ar, até que a lesão seja identificada. A cavidade de acesso é então cuidadosamente aumentada para uma forma triangular, particularmente bucal e lingual, para melhorar a visibilidade.

Vantagens

As vantagens propostas da preparação em túnel em comparação com a preparação convencional de classe II incluem o seguinte.

- É conservadora a crista marginal é retida, o que contribui para manter a força do dente.
- O risco de danos iatrogénicos na superfície aproximada adjacente é minimizado ou inexistente. A área normal de contacto é mantida.
- O risco de sobrecargas aproximadas de restauração é reduzido.

Estudos clínicos relatam a longevidade bem sucedida das restaurações de túneis, bem como o seu fracasso.

Hasselrot (1993)[16] relatou que a taxa de sucesso da restauração de 318 túneis após 3,5 anos foi de 74% para os dentes permanentes e apenas 10% para os dentes primários. A falha na dentição permanente deveu-se a fractura da crista marginal (35%), cavitação do esmalte proximal (31%) e cárie recorrente (38%). As falhas nos dentes primários foram predominantemente fractura de cristas marginais(84%).restauração de túneis feita por clínicos experientes mostrou maiores taxas de sucesso.

Resultados semelhantes foram encontrados em dois estudos noruegueses de avaliação das restaurações dos túneis de desempenho com 3 a 6 anos. Tanto a actividade de cárie como o operador tiveram efeitos significativos sobre o período de sobrevivência:

- 90% das restaurações de IG sobreviveram 3 anos
- Apenas 35% sobreviveram durante 5 anos.

Desenho de costas

- Estudos mostraram uma maior taxa de fracasso devido à fractura das cristas marginais.

- Resultou em cáries recorrentes e progressão do esmalte desmineralizado remanescente na área proximal.

- Difícil de realizar um acesso cego.

- Baixa sobrevivência de restauração, que está associada à extensão limitada da preparação.

- Há uma curva de aprendizagem para a preparação dos túneis. A remoção completa da dentina infectada é exigente, particularmente na preparação de pequenos túneis (Mount 2003)[15].

Preparação da ranhura

Uma cavidade de fenda poderia ser usada quando a lesão estiver menos de 2,5 mm abaixo da crista do cume marginal. A lesão é óbvia tanto radiograficamente como com exame visual devido à descoloração sob a crista marginal.

O princípio básico do desenho da cavidade permanece o mesmo, com o objectivo de remover apenas aquela estrutura dentária que se rompeu para além da possibilidade de remineralização.

A forma da linha será ditada inteiramente pela extensão da quebra do esmalte, removendo apenas o que é friável e facilmente eliminado com a aplicação da pressão devida. O esmalte desmineralizado restante irá geralmente curar satisfatoriamente.

Dois tipos de preparação de ranhuras

- horizontal

- vertical

A retenção será através da aderência, pelo que só é necessário limpar as paredes em torno da circunferência total da lesão, deixando a parede axial porque será afectada pela dentina.

O material de escolha para a ranhura é composto porque em muitas ocasiões haverá uma margem de esmalte em torno da circunferência completa. Isto permitirá a potencialidade de enfrentar um bisel e proporciona uma boa aderência. Se for utilizada resina, toda a dentina afectada deve ser removida para que ocorra a gravação adequada da dentina com exposição de colagénio. O ionómero de vidro ainda é uma boa opção, porque a carga oclusal não será grande e a troca iónica continuará a ser valiosa para a adesão e remineralização.

Abordagem proximal

É uma abordagem conservadora para restaurar uma lesão proximal. É alcançada quando a superfície proximal se torna acessível na altura, se a cavidade for preparada num dente adjacente. A lesão pode ser revelada na radiografia ou pode ser notada durante a preparação da cavidade.

Remover o esmalte que se decompõe para além da remineralização. Deixar uma área residual de esmalte desmineralizado em torno da circunferência da lesão e esta deve ser retida, porque é capaz de ser remineralizada e curada. Utiliza-se material opaco por rádio, porque a restauração será escondida e distinguida pela restauração no dente adjacente.

A resina de cura dupla é utilizada em pequenas lesões porque é difícil assegurar a polimerização total da resina através da activação da luz. O material GIC é também preferido.

TÉCNICA MINIMAMENTE INVASIVA

Yip et al 1998, Banerjee et al 2000 a, Beeley et al 2000, propuseram as seguintes técnicas.

- Digestão enzimática

- Tratamento de ozono

- Terapia antibacteriana

Tyas et al (2000)[6], Peter e McLean (2001)[4] propuseram a seguinte técnica

1. Mecânica

- Tratamento restaurador atraumático (ART)

- Rotativo - Bur de alta/baixa velocidade
- Oscilação sónica - SONICS micro

2. Quimiomecânica - Carisolv

3. Kinetic - Abraão de ar

4. Hidrocinético - Laser

1. TRATAMENTO RESTAURADOR ATRAUMÁTICO

INTRODUÇÃO

DEFINIÇÃO

HISTÓRIA

PRINCÍPIO DA ARTE

VANTAGENS E DESVANTAGENS.

MATREIAL UTILIZADO PARA A ARTE

PROCEDIMENTOS CLÍNICOS

APLICABILIDADE DA ARTE

CREITERIA DE AVALIAÇÃO PARA RESTAURAÇÃO DE ARTE

AVALIAÇÃO DO RESTAURO DE ARTE...

   DENTIÇÃO PERMANENTE

   DENTIÇÃO DECÍDUA

AVALIAÇÃO E CRITÉRIOS PARA SELANTES DE IONÓMEROS DE VIDRO

COMPARAR A ARTE COM A RESTAURAÇÃO CONVENTUAL

ANALISE CLÍNICA, ULTRA ESTRUTURAL E QUÍMICA DA ARTE

A ARTE É REALMENTE ATRAUMÁTICA?

RELAÇÃO CUSTO-EFICÁCIA

INVESTIGAÇÃO FUTURA NECESSÁRIA PARA A ARTE.

INTRODUÇÃO:

A abordagem do tratamento restaurador atraumático para cárie dentária é abreviada para a sigla ART. A arte é algo agradável, belo, e agradável. É uma abordagem de intervenção mínima para prender uma lesão de cárie activa. Em Abril de 1994, a organização mundial de saúde introduziu a ART como parte do dia mundial da saúde.

O ART baseia-se no tratamento de lesões cavitadas por escavação de tecido cariado e restauração do local com material que liberta fluoreto relativamente pouco sensível às técnicas, como um ionómero de vidro altamente viscoso, o material que pode ser colocado e acabado na área de tratamento que carece de electricidade, equipamento de radiografia, peças de mão dentária, seringas de luz e de água de ar. (Anusavice 1999)[17].

Poder-se-ia fazer uma pergunta: "será a ART realmente uma nova abordagem"? A resposta é tanto "sim como não". Não porque durante a geração os dentistas confiaram apenas em instrumentos manuais. Quando o equipamento estava fora de serviço, a electricidade não estava disponível ou o paciente estava demasiado assustado para aceitar o equipamento normal no consultório dentário. Durante tal situação, foi aplicado material de enchimento temporário que não dura muito tempo. Tal abordagem foi raramente estudada e a publicação é difícil de encontrar.

E sim, porque a ART é uma abordagem inovadora por várias razões, a ART é um esforço determinado para fazer uma restauração duradoura apenas com instrumento manual. A ideia de ART é fortemente apoiada pela moderna abordagem científica ao controlo da cárie: máxima prevenção, mínima invasividade e preparação mínima das cavidades. A utilização do instrumento de mão por si só leva à preservação da estrutura dentária.

Melhorias recentes nos materiais restauradores, a ligação química ao dente e a libertação de flúor pelo ionómero de vidro deram ao ART bases práticas sólidas.

Desde o início, tem sido feito um esforço determinado para investigar a adequação, aceitabilidade e eficácia da ART (pilot.T 1999)[18].

DEFINIÇÃO DE ARTE:

É definida como uma abordagem de uma sessão, onde a remoção da cárie grosseira é feita com instrumento manual sem anestesia e a selagem da cavidade com cimentos de ionómero de vidro é considerada restauração final (Frencken e Holmgreen 1999)[19]

HISTÓRIA DA ARTE:

Há cerca de 10 anos, o Centro Colaborador da OMS para a Investigação de Serviços de Saúde Oral na Universidade de Groningen, Holanda, trabalhou para o Ministério da Cooperação para o Desenvolvimento da Holanda e desenvolveu um modelo de cuidados primários de saúde oral para refugiados e pessoas deslocadas. A partir da questão dos refugiados, migração forçada, populações carenciadas e mal servidas, é apenas um pequeno passo para se tomar consciência da outra questão principal. Ou seja, a cárie dentária é deixada praticamente sem tratamento na maioria das pessoas que vivem nos países não-industrializados e economicamente menos desenvolvidos do mundo. Na realidade, este grupo - sem acesso a cuidados orais adequados - constitui pelo menos dois terços da população mundial.

O ensaio comunitário de campo para comparar o ART com o equipamento móvel convencional - preparação de cavidades - amálgama começou em 1991 na Tailândia rural com a assistência do Professor Prathip Phantumvanit, do Dr Yupin Songpaisan e do pessoal da Universidade de Khon Kaen, no nordeste da Tailândia. Posteriormente, surgiram relatórios em reuniões da IADR e resumos.

Em Abril de 1994, a Organização Mundial de Saúde introduziu a ART como parte do Dia Mundial da Saúde e das celebrações do Ano da Saúde Oral em Genebra com uma conferência de imprensa, demonstrações, uma brochura, etc.

Um simpósio dedicado à ART foi realizado na reunião da IADR de Singapura em 1995 e as actas foram publicadas num volume especial do *Journal of Public Health Dentistry*.

Foi produzido um manual especialmente para os trabalhadores de cuidados orais que não estão familiarizados com os procedimentos de tratamento restaurativo padrão para cáries. O presente manual é a terceira edição actualizada. A versão original em inglês foi traduzida para francês, espanhol, português, japonês, chinês e árabe e para as línguas da Tailândia, Laos, Camboja, Vietname, Indonésia, Malásia e Mongólia. De facto, poderão existir ainda mais versões.

Com base nas suas experiências na Tailândia, o Dr Jo Frencken iniciou outra série de ensaios de campo comunitários no Zimbabué em 1993. O Dr Evert van Amerongen no Paquistão, o Dr Christopher Holmgren na China e o Dr Frencken e o Dr Beiruti na Síria seguiram-no. Outros estudos foram conduzidos - ou estão ainda em curso - no Camboja, Argentina, Papua Nova Guiné, Tanzânia, África do Sul, Hong Kong, Malásia, Polónia e Suécia.

Está em curso um interessante estudo na Finlândia, para testar a abordagem sobre os idosos que se encontram em casa. Pelo menos 10 universidades em todo o mundo estão a realizar experiências clínicas ou laboratoriais sobre questões relacionadas com ART.

A ART foi colocada na agenda da Federação Dentária Internacional (FDI) - e da Comissão FOI - para considerar a adequação, eficácia e potenciais programas de formação da ART.

A ART foi originalmente introduzida para populações economicamente menos desenvolvidas.

Contudo, também tem aplicações na parte industrializada, mais afluente do mundo:
- Introdução de cuidados orais a crianças muito pequenas, não anteriormente expostas à odontologia
- Para pacientes com medo / ansiedade extremos
- Para doentes com deficiências mentais e/ou físicas
- Para os idosos que vivem em casa e para aqueles que vivem em
  Lares de terceira idade
- Em clínicas de cárie de alto risco, como tratamento intermédio, para estabilizar as condições

O interesse em utilizar a abordagem ART para projectos específicos no mundo industrializado é enfatizado por pedidos de palestras, cursos e formação de países como a Austrália, Nova Zelândia, Itália, Estados Unidos e projectos como o estudo sobre os idosos na

Finlândia. Além disso, um simpósio sobre ART foi organizado em 1998 na reunião anual da Associação Americana de Odontologia de Saúde Pública.

Com a difusão das ART em todo o mundo, subsistem várias questões de investigação pertinentes.

Princípio da ART

Prender o processo da doença

Remoção de biomassa cariogénica.

Selar e proteger os dentes.

Colocar um material restaurador adesivo.

O ART baseia-se num efeito combinado de técnica e material. Adopta a teoria de Massler para deter a progressão da cárie. [20]

Uma lesão de cárie activa é constituída por duas zonas

- A camada infectada: esta camada superficial macia da lesão da cárie está próxima da cavidade oral e fortemente infectada por microrganismos. Consiste em esmalte desnaturado e não estruturado e detritos dentinários.

- A camada afectada: A camada afectada por baixo da camada infectada consiste numa zona de dentina desmineralizada que manteve a sua estrutura básica de dentina. Esta camada afectada é relativamente livre de bactérias. Os túbulos dentinários originais ainda estão presentes e suportados por matriz de colagénio.fig1

Realizar escavação limitada para remover apenas a dentina infectada.

Parede limpa na periferia (DEJ).

Colocar material GIC de acordo com as instruções. O GIC cria um selo antibacteriano eficaz através da troca iónica. Qualquer bactéria restante será privada de nutrição e, portanto, não será capaz de produzir ácido suficiente para a continuação do processo de desmineralização.

Deixar o material do GIC no local durante pelo menos 3 semanas. A polpa terá estabelecido a dentina reparadora e a desmineralização terá começado na camada dentinária afectada.

Retirar a restauração temporária do GIC e completar a escavação, realizar o tratamento restaurador (peters e Mclean2001)[4]

VANTAGENS:

Conservação da estrutura dentária sólida.

Evitar a dor e a necessidade de injecção de anestésicos locais.

Mínima intervenção cirúrgica.

Redução do risco para posterior tratamento endodôntico e extracção dentária e aumento da taxa de sobrevivência dos dentes afectados.

Usado em condições de campo.

A utilização de material adesivo não requer máquina misturadora e luzes de cura. Redução da progressão da cárie devido à utilização de material adesivo.

DISADVANTAGENS:

O processo da doença não é necessariamente controlado.

A infecção bacteriana não é controlada pelo material GIC em muitos dos casos.

A baixa resistência à fractura do material adesivo irá reduzir a retenção e a resistência ao desgaste. (Anusavice 1999)[17].

MATERIAL UTILIZADO PARA A ARTE:

1. Glassionomer convencional ou altamente viscoso G I C

2. Resina modificada G I C

3. Compómero & Composto.

Material 1 2&3 requer avaliação (Frencken& Holmgren 1999)19

PROCEDIMENTO CLÍNICO

O tecido cáustico é extraído de lesão cavitada sem anestesia. A cavidade de acesso é preparada através da quebra do esmalte minado. Após a remoção da dentina desmineralizada mole por escavação manual, o material de enchimento da cavidade com ionómero de vidro é aplicado na cavidade por "técnica press - finger". A restauração é contornada e a oclusão é ajustada quando o material está num estado maleável, uma vez que nenhum instrumento rotativo pode ser utilizado (Mjor &Gordon 1999)

Aplicabilidade da ART

➢ Eficácia dos instrumentos manuais existentes.

➢ Sensibilidade operativa.

➢ Sensibilidade pós-operatória.

➢ Aceitação por parte dos receptores de cuidados.

Eficácia dos instrumentos manuais existentes.

A eficácia da machadinha dentária em alargar a abertura da pequena lesão de dentina para obter acesso para remoção da dentina cariada externa foi questionada. O primeiro estudo piloto da Tanzânia indicou que era possível e mostrou que o instrumento da mão era utilizado para tratar 84% da lesão dentária. O acesso à lesão dentinária nas superfícies aproximadas dos dentes anteriores era difícil. Os últimos instrumentos utilizados para o ART são o aplicador/carver.

Sensibilidade operativa

Estudos têm relatado que a sensibilidade operativa foi menor na restauração colocada usando ART do que a abordagem convencional.

Rahimtoola et al mostraram que a sensibilidade operatória, tal como relatada pelos pacientes relacionados com o TARV, era de 19,3%, enquanto 13,5% para a técnica restaurativa utilizando instrumentos rotativos21

Sensibilidade pós-operacional

Dois estudos do Zimbabué mostraram sensibilidade pós-operatória em 5-6% das restaurações de ART colocadas. Após 2-4 semanas, a sensibilidade desapareceu em todos os casos excepto num.

Aceitação pelos receptores de cuidados

95% dos estudantes do Zimbabué aceitaram satisfatoriamente o procedimento ART e sugeriram que o recomendassem aos seus melhores amigos. A maioria destes estudantes nunca recebeu tratamento dentário antes de receberem a restauração do ART.

Critérios utilizados para avaliar a restauração do ART.

A abordagem ART difere em número de formas do tratamento dentário tradicional. Os critérios detectam uma potencial fraqueza no tratamento. O ponto de corte do sucesso e do fracasso foi fixado em 0,5mm

Critérios de avaliação para restaurações ART

pontuação	critérios
0	Presente, bom.
1	Presente, ligeiro defeito marginal por qualquer razão, em qualquer lugar menos de 0,05 mm de profundidade. Não é necessária qualquer reparação.
2	Presente, defeito marginal, por qualquer razão, em qualquer lugar, que é mais profundo que 0,5mm mas menos de 1,0mm.é necessária uma reparação.
3	Defeito bruto presente, com mais de 1,0mm de profundidade. A reparação é necessária.
4	Não presente, a restauração desapareceu completamente. O tratamento é necessário
5	Não presente, foram realizados outros tratamentos restauradores.
6	Não presente, o dente foi extraído.

7	Apresentar, desgastar e rasgar gradualmente sobre partes maiores da restauração, mas são menos de 0,5mm no ponto mais profundo. Não é necessária qualquer reparação.
8	Desgaste presente gradualmente sobre partes maiores da restauração, que são mais profundas do que 0,5 mm. A reparação, é necessária.
9	Incapaz de diagnosticar.

Nota: As restaurações consideradas como tendo sobrevivido são pontuadas pelo código 0,1&7, as consideradas como tendo falhado por 2,3,4&8 enquanto as consideradas como não relacionadas com o sucesso e o fracasso são codificadas 5&6.

Avaliação das restaurações ART

1. Restaurações de ART em dentição permanente.

2. Restaurações de ART em dentição decídua.

1. Restaurações ART em dentição permanente

A maioria dos estudos de avaliação da ART foram feitos em dentição permanente. Após 3 anos, a percentagem de seguimento variou entre 28-56%. Dois estudos do Zimbabwe revelaram a maior percentagem de sobrevivência de 3yr de 85-88% para uma restauração de ART de superfície que é superior aos estudos da Tailândia.   As taxas de sobrevivência das restaurações dependem da presença de cárie, do material utilizado e da experiência do operador.

2. Restaurações artísticas em dentição decídua

1 ano de sucesso de restaurações ART de uma superfície com ionómero de vidro de tipo precoce foi 75%,o sucesso de múltiplas superfícies foi de 55%. Prevê-se que o ART será particularmente útil na prestação de cuidados a crianças pequenas.

Avaliação do Ionómero de Vidro selante como ART: o mais recente Ionómero de Vidro com maior proporção de pó -líquido é retido por mais tempo do que o anterior Ionómero de Vidro. Os selantes de ionómero de vidro foram capazes de prevenir cáries dentárias. As superfícies que não foram seladas são susceptíveis de desenvolver cáries quatro vezes mais do que as superfícies que foram seladas.

Critérios de avaliação dos selantes Glassionomer

Foram utilizados selantes Glassionomer mais recentes com a técnica do "dedo de pressão", que é avaliada com base nos seguintes critérios.

Pontuação	Critérios
0	Presente, bom selo.
1	Em parte, os buracos e/ou fissuras visíveis estão livres de cáries activas. Não é necessário nenhum selante.
2	Presentes em parte, as cavidades e/ou fissuras visíveis mostram sinais de cárie activa. O tratamento é necessário.
3	Não presente, fossa e/ou fissuras não mostram sinais de cárie (activa). Não é necessário qualquer tratamento.
4	Não presente, o fosso e/ou fissuras mostram sinais de cárie activa. O tratamento é necessário
5	Incapaz de diagnosticar.

NOTA: as superfícies seladas onde as cáries estão ausentes são pontuadas pelos códigos 0,1&3,enquanto as que têm cáries são pontuadas por 2&4.selantes que foram retidas são pontuadas por 0,1&2, aquelas que foram as últimas, são pontuadas por 3&4.

Comparar o ART com restaurações convencionais

As restaurações de ART foram comparadas com as restaurações de amálgama; Estudos indicaram que as restaurações de ART podiam ser realizadas tão bem como as restaurações de amálgama em condições de campo. O ART reduz a probabilidade de danos iatrogénicos da estrutura dentária adjacente sólida, que é normalmente danificada no processo de remoção de cárie com broca.

ANÁLISE CLÍNICA, ULTRA-ESTRUTURAL, E QUÍMICA DA ARTE

Avaliação clínica: a dentina foi avaliada após a remoção da restauração do ART. A dentina mostrou textura mais dura, maior resistência à acção de corte do instrumento manual e não ocorreu exposição da polpa na reabertura das cavidades.

Avaliação ultra estrutural

As amostras de dentina foram recolhidas antes e depois do tratamento com ART e avaliadas sob SEM, as amostras de dentina que foram recolhidas antes do tratamento foram altamente infectadas, com bactérias isoladas ou agregadas presentes tanto na dentina intratubular como nas aberturas dos túbulos dentinários. Mas não foi possível identificar a dentina peritubular. As amostras recolhidas após o tratamento mostraram uma redução drástica da quantidade de bactérias e a dentina intertubular era densa com um arranjo mais compacto de fibras de colagénio. A estrutura dos odontoblastos também foi identificada em algumas áreas.

MICROANALYSIS

O flúor não foi detectado em nenhuma amostra de dentina, obtida antes ou depois da aplicação de GIC. A concentração média de cálcio era de 30% antes do tratamento e 48% após o tratamento. O aumento da concentração após tratamento com GIC sugere a mineralização do tecido. (Massara et al 2002)[22]

A ARTE É REALMENTE ATRAUMÁTICA?

O próprio nome ART implica que a abordagem é atraumática para o paciente. O estudo de Amerongen & Rahimtoola (1999)70 comparou 359 pacientes que receberam restauração GIC com instrumentação manual e restauração de amálgama com instrumentação rotativa, sem anestesia. Foi relatado menos desconforto com a abordagem ART, em comparação com a restauração convencional com instrumentação rotativa. As preparações com ART eram mais pequenas do que aquelas com instrumentos rotativos. O desconforto relatado foi associado ao tamanho da preparação. O desconforto relatado foi observado pelo paciente que recebia tratamento pela primeira e segunda vez. Após o tratamento pela segunda vez, concluíram o ART como procedimento atraumático e é defensável.

RELAÇÃO CUSTO-EFICÁCIA

A relação custo-eficácia do ART e amálgama convencional foi relatada no estudo da THAI com base no custo total e nas taxas de sobrevivência das restaurações. A relação custo-eficácia de 0,77 para o ART e 0,82 para amálgama foi relatada para uma restauração de superfície após 3 anos, optando pelo procedimento ART. .

FUTURO DA ARTE

1995 Recomendações para a investigação sobre o futuro do ART23

1. Continuação dos ensaios de campo ART com materiais melhorados por períodos superiores a 3 anos.
2. Necessidade de critérios definitivos utilizados em ensaios para determinar o sucesso e o fracasso.
3. Necessidade de comparar e determinar a exaustividade da remoção de cárie e tecido sonoro por escavação manual e instrumentação rotativa
4. O efeito da remoção parcial versus total da cárie e do material restaurador no comportamento futuro da cárie

5. A viabilidade dos microrganismos deixados in situ com uma técnica de intervenção mínima.

2. INSTRUMENTO ROTATIVO (ALTA E BAIXA VELOCIDADE)

Ganhar acesso à dentina cariosa através de queimaduras de alta velocidade usar mais tarde queimaduras de baixa velocidade ou escavação manual para a escavação de dentina cariosa.

- Bur de baixa velocidade - Mais sensível ao tacto

Porque não usar queimaduras de alta velocidade para a escavação de cáries?

Desconforto e dor devido a.

- Sensibilidade da dentina vital
- Pressão sobre o dente
- Ruído conduzido pelos ossos
- Desenvolvimento de alta temperatura à superfície de corte

Escavação rotativa

Instrumentos e Materiais

- Peças manuais de baixa velocidade contrastadas: com electromotor e turbina
- Brocas redondas de aço-carbono

Princípio

- Remoção mecânica da dentina amolecida

Vantagens

- Observação a longo prazo
- Eficiente

Desvantagens

- Aversão do paciente
- Preparação excessiva dos tecidos
- Possíveis efeitos negativos sobre a polpa

Escavação Selectiva Rotativa Controlada

Instrumentos e Materiais

- Motor com binário controlado (Endostepper, Braseller, Carisolv Drive)

Princípio

- Remoção selectiva da cárie devido às diferenças de dureza entre a dentina saudável e a dentina cariada

Vantagem

* Questionável

Desvantagem

* A dureza da dentina varia

3. SISTEMA OSCILANTE SÓNICO:

O sistema oscilante sónico (SONICSYS micro, Kavo, Biberach / Riss, Alemanha) foi desenvolvido para o corte e acabamento de "mini-cavidades" proximais utilizando uma peça de mão oscilante movida a ar e pontas de trabalho revestidas a diamante

Primeiro desenho

* Unidade micro-sónica concebida pelo Dr. Hugo Unterbrink e Mosele
* Aventura entre Ivoclar Vivadent e Kavo
* Baseado em Soniflex 2000L e 2000N Air scaler Peça de mão
* Oscilações - < 6,5 KHZ

Mecânica

* Movimento elíptico Transversal 0.08 - 0.15mm
* Longitudinal - 0,055 - 0,135mm
* Diamante Revestido a Diamante - 40 micrómetros de grão de diamante
* Irrigante de água 20-30ml/min
* Pressão de ar 3,5 bar
* Torque Aplicado - 2N
* Mais pressão - amortece as oscilações

Indicações

* Remoção de dentina cárdia
* Preparação da cavidade de acabamento

Estes métodos de preparação, parecem ser adequados para cortar pequenas cavidades de primeira intervenção em superfícies proximais com extensões mínimas e boa morfologia marginal, sem qualquer risco de danificar os dentes adjacentes

Esta técnica é utilizada para o esmalte biselado de superfície cavo nas paredes proximais e gengivais das preparações de cavidades posteriores para restaurações compostas. Os biséis proximais são omitidos na preparação de pequenas caixas e ranhuras porque a broca rotativa danifica os dentes adjacentes.

A introdução de pontas diamantadas em forma de torpedo de uma face num dispositivo sónico permite biselar as margens proximais sem este risco. Quando comparadas com instrumentos   manuais, as pontas sónicas permitem um acabamento significativamente melhor dos biséis proximais. A ponta em forma hemisférica proporciona uma abertura mínima de acesso às cavidades aproximadas. Após o acesso à lesão, a remoção da cárie é feita com uma broca redonda (baixa velocidade). As pontas sónicas de um lado são excelentes ferramentas para o acabamento e as margens dos biséis em áreas inacessíveis nas proximidades das superfícies adjacentes.

4. REMOÇÃO DE CÁRIES QUIMIO-MECÂNICAS:

Introdução.

GK101.

GK101E

NMAB(CARIDEX).

Vantagens.

Remoção de cárie por GK101&GK101E.

Adição de ureia.

Segurança dos tecidos dentários duros.

Aceitação por parte dos pacientes.

Limitação.

Carisolv.

Comparação entre caridex &carisolv.

Estudos Invitro de carisolv.

Introdução:

A remoção da cárie mecânica introduzida há quase 3 décadas foi considerada como uma alternativa não invasiva para a remoção da cárie dentinária. Foi introduzida em 1972, envolve a remoção selectiva da cárie dentária. A técnica envolvia a aplicação de uma solução sobre o tecido dentinário decadente, permitindo amolecê-lo e, finalmente, a sua remoção com instrumentos de mão contundentes. O reagente é gerado pela mistura de aminoácido com hipoclorito de sódio (George et al 2001)[24].

O princípio em que se baseia a CMCR resulta de estudos da Goldman e da kronman a trabalhar nos EUA na década de 1970. Eles estavam a estudar o efeito do hipoclorito de sódio, que é um agente de proteólise não específico na remoção de material carioso da dentina. O hipoclorito de sódio era demasiado corrosivo para ser utilizado em tecidos saudáveis e por isso decidiram incorporá-lo no tampão de Sorenson (que contém glicina, cloreto de sódio e hidróxido de sódio), numa tentativa de minimizar este problema. Ocorreu fortuitamente uma reacção que resultou num produto, que foi mais eficaz na remoção da dentina cariosa.

Isto envolveu a cloração da glicina para formar N-mono cloroglicina (NMG) e o reagente ficou subsequentemente conhecido como GK 101.

GK 101 (NMG)

É constituída por N-mono cloroglicina (NMG) e hipoclorito de sódio.

NMG foi utilizado inicialmente no colagénio do tendão de Aquiles bovino por Kronman et al. [25] O autor expôs o tendão a água ionizada, o tampão e as duas soluções de NMG durante 2,15,e 30 minutos num banho de água de 370C. A avaliação SEM mostrou um efeito mínimo nas fibrilas de colagénio na água ionizada e o tampão e a solução de NMG causaram um grau de degradação variável.

A GK 101 provou ser demasiado lenta na taxa de remoção de cáries e em estudos subsequentes descobriram que o sistema era mais eficaz se a glicina fosse substituída por ácido amino-butírico. O ácido N-monocloro amino butírico (NMAB) é concebido como GK 101 E (Yip etal2000)[26].

GK 101E (NMAB)

Recebeu aceitação da FDA em 1894, o produto comercial é conhecido como caridexTM. Contém ácido amino butírico N-monocloro-DL-2.

MECANISMO DE ACÇÃO DE NMG E NMAB

Reagente remove a caries dentine infectadas.

O mecanismo de acção do NMG e NMAB sobre o colagénio ainda não é claro e o conhecimento da química da cloração de aminoácidos e dos seus efeitos ainda é muito limitado. Originalmente pensava-se que o procedimento envolvia a cloração do colagénio parcialmente degradado na lesão cariosa e a conversão da hidroxiprolina em ácido pirol 2-carboxílico (kronman e goldman). [25]

Trabalhos mais recentes sugerem que a clivagem por oxidação dos resíduos de glicina poderia também estar envolvida. Isto provoca a ruptura das fibrilhas de colagénio, que se tornam mais friáveis e depois são removidas.

NMAB (caridex)

Consiste em 2 soluções, solução I contendo hipoclorito de sódio e solução II contendo glicina, aminobutírico, cloridrato de sódio e hidróxido de sódio. As 2 soluções são misturadas pouco antes da sua utilização para dar o reagente de trabalho, que foi estável durante 1 hora, ph aprox. 11

Está disponível um sistema de entrega, que consistiu num reservatório para a solução, um aquecedor e uma bomba, que passou o líquido aquecido à temperatura corporal através de um tubo para uma peça de mão e uma ponta aplicadora, que veio em várias formas e tamanhos. A solução foi aplicada à lesão cariosa através deste aplicador, que foi utilizado para soltar a dentina cariosa através de uma suave acção de raspagem. Os detritos, juntamente com a solução gasta, eram removidos por aspiração. A aplicação foi continuada até que a dentina restante fosse considerada sólida por critérios tácteis clínicos normais. São necessários 5 a 10 minutos para remover a dentina cariada.

Remoção de cárie por GK 101 &GK 101 E:

Estudos Invitro

Segundo Kurosaki et al, a solução GK 101 amacia apenas a primeira camada (infectada) de dentina cariada sem afectar a segunda camada (afectada) ou a dentina normal adjacente. Encontraram GK 101 para amolecer a cárie dentinária externa por 2-19 Knoop de dureza em todos os dentes. Presumiram que o amolecimento se devia a um ataque selectivo de solução especificamente sobre fibras de colagénio degeneradas, sem afectar as fibras sonoras da camada interior e a dentina normal por baixo. Por outro lado, de acordo com o estudo SEM de Goldman et al, NMAB remove toda a dentina decomposta (ambas as camadas), deixando a superfície da dentina sonora.

Roth et al avaliaram a eficácia do caridexTM na remoção da cárie dentária usando 37 dentes tratados com o sistema durante um máximo de 30 minutos. O exame histológico do chão da cavidade foi considerado clinicamente livre de cárie apenas em 5,4%. Não houve dentes em que a interface esmalte-dentina estivesse livre de cárie. Com base nestas descobertas, o autor concluiu que o sistema caridexTM por si só não produziu resultados adequados.

Avaliação histológica realizada por Scheutzel, 90% das cavidades tratadas com o sistema caridexTM foram consideradas como tendo decadência residual. Em 77% do total de bactérias remanescentes nas cavidades foram observadas. A eficácia da remoção das cáries foi melhorada com o emprego combinado de caridexTM e de escavadora de colher.

Estudos clínicos

Zinck et al (1988)[27], num ensaio clínico, compararam o caridex TM e a preparação mecânica tradicional de dois dentes vitais sem inflamação periodontal em cada um de 57 pacientes, com idades compreendidas entre os 17-61 anos. Utilizaram os critérios digitais e ópticos habituais para a remoção da cárie para determinar que a camada de cárie infectada tinha sido removida. O autor considerou a caridex Tm eficaz na remoção de 100% da dentina cárie em 68,4% das cavidades tratadas e 90-99% da dentina cárie em 29,8% das cavidades tratadas. Em geral, o NMAB foi relatado para remover totalmente a cárie dentária em 76-100% dos dentes tratados.

Adição de ureia

Foi feita uma tentativa de melhorar o reagente através da adição de ureia, que normalmente desnaturaliza a proteína ao quebrar a ligação de hidrogénio, tornando-as ali mais estáveis. A adição de ureia ao NMAB melhorou a eficácia da formulação.

YIP et al 1995, mostraram no seu estudo que a adição de 2M de ureia ao NMAB melhorou a eficácia da solução.

Segurança dos tecidos dentários duros

As fibras de colagénio são responsáveis pela aderência natural entre o esmalte e a dentina. O efeito desnaturalizador do caridex no colagénio pode levar a um enfraquecimento da força adesiva entre o esmalte e a dentina. A razão fundamental para isto ainda não é clara, quer seja devido ao condicionamento do tecido dentário antes da aplicação do adesivo dentário, quer seja devido a outros factores, tais como a secagem excessiva da dentina. Estudos sobre caridex descobriram que reduz a resistência ao cisalhamento dos dentes bovinos na região da junção dentino-esmalte, e foi atribuída à desnaturação do colagénio por solução de caridex.

Segurança da polpa

O estudo de Kurosaki et al, Waltman et al e Wednberg e Bornstrin sugeriu que o sistema caridex está provado ser biocompatível no que diz respeito à polpa dentária.

Superfície dentinal

A CMCR produz uma superfície dentinal com um elevado grau de rugosidade. Isto levou vários autores a postular que a superfície resultante seria idealmente adequada para materiais restauradores adesivos, possivelmente sem a necessidade de gravura ácida.

Aceitação do paciente

Zinck et al (1988)[27] avaliaram a aceitação da técnica caridex por parte do paciente e relataram que o paciente preferia caridex porque sentiam que diminuía o tempo de perfuração, não causava dor e proporcionava uma sensação geral de conforto ao rabo.

Vantagens

- Evita a remoção dolorosa da dentina sã
- Elimina a necessidade de anestesia local
- Deixa a superfície com muitas sobrancelhas e sob cortes, o que seria bem adequado para restauração com material adesivo moderno.
- Estudos de toxicidade demonstraram que a solução é segura, não tóxica, não tem qualquer efeito adverso sobre a polpa ou tecido saudável.
- A aceitação por parte dos doentes é elevada.
- Conservação da estrutura dentária sólida e redução da exposição da polpa.

- Bem adaptado ao tratamento de pacientes ansiosos ou medicamente comprometidos, bem como à pediatria e à odontologia domiciliária.

Limitação

- Os instrumentos rotativos e manuais ainda são necessários para a remoção de tecido. Isto inclui o acesso à lesão cariológica interproximal, remoção do esmalte sobre a cárie, remoção da restauração existente, etc. e desenho da cavidade quando são utilizados materiais não adesivos.

- É necessário um grande volume de solução (200-500ml) e o procedimento foi lento.

- Requer mais tempo para remover as cáries (10-15min).

- Alguns pacientes relataram um sabor desagradável da solução.

- Requer um sistema de entrega especial.

- Curto prazo de validade.

- Devido a estes inconvenientes, a sua utilização tornou-se mínima.

CARISOLV

A Equipa Medi na Suécia continuou a trabalhar no sistema e o último reagente CMCR, conhecido como carisolv, chegou às manchetes em Janeiro de 1998.isto é semelhante ao sistema caridex e é em forma de gel cor-de-rosa, que pode ser aplicado à lesão cariosa com instrumentos manuais especialmente concebidos para o efeito. Por ser gel, o volume necessário é inferior a um mililitro e não requer aquecimento nem um sistema de entrega.

É comercializado em 2 seringas.

Contém solução de hipoclorito de sódio e

II contém 3 aminoácidos, lisina, leucina e ácidos glutâmicos com carboximetilcelulose para torná-la viscosa e eritrocina para torná-la facilmente visível na sua utilização.

O conteúdo de duas seringas é misturado por um sistema simples que envolve a união das duas imediatamente antes da sua utilização, pois a sua eficácia começa a deteriorar-se após 20 minutos.

Mais recentemente, foi introduzido um novo sistema de mistura de seringas gémeas contendo material suficiente para 10-15 tratamentos. Este dispensa a quantidade exacta necessária através de uma ponta de mistura descartável, e pode estar activo até um mês, se for armazenado no frigorífico após abertura.

O gel é aplicado à lesão cariosa com instrumento de mão e após 30 segundos, a dentina cariosa pode ser suavemente removida. Aplica-se então mais gel e repete-se o procedimento até não restar nenhuma dentina cariosa. O tempo necessário para o procedimento é de 9 a 12 min e o volume de gel é de 0,2 a 1,0 ml. Os instrumentos rotativos podem ainda ser necessários, mas a aceitação do paciente é muito boa. O sistema é muito mais fácil de utilizar do que o caridex. Como envolve um gel em vez de líquido, há um melhor contacto com a lesão caridex. Estudos demonstraram que é mais eficaz do que o caridex. (Yip et al 2000)[25]

COMPARAÇÃO ENTRE CARIDEX E CARISOLV

	CARIDEX	**CARISOLV**
Solução I	1% Naocl	0,5%Nacol
Solução II	0.1M ácido amino butírico glicina 0.1M Nacl 0.1M NaoH	0,1M ácido glutâmico/leucina/lisina Nacl* NaoH*(*-concentração não declarada)
Corante	-	Erythosine (rosa)
PH	11	11
Propriedades físicas	Líquido	Gel
Agulha de volume	100-500ml	0,2-1,0ml
Tempo necessário	5-15min	5-15min
Equipamento necessário	Unidade aplicadora	Não
Instrumento	Dicas do aplicador	Instrumentos especialmente concebidos
A preparação do tempo permaneceu activa após a mistura	1 hora	20min

ESTUDOS INVITRO

Ericson et al (1999)[28] avaliaram a eficácia clínica e a segurança do carisolv tanto nos dentes permanentes como primários. Compararam carisolv com técnica de perfuração e concluíram que, o tempo médio necessário para carisolv é de 10,4min e 4,4min para técnica de perfuração. O volume médio de gel necessário era de 0,4 ml. Este método causou menos desconforto em comparação com a técnica de perfuração. A cárie dentina foi efectivamente removida utilizando o carisolv, sem qualquer reacção adversa.

Jepsen et al 1999 analisam a estrutura de colagénio da dentina residual no chão da cavidade após a remoção da cárie com carisolv. As ligações cruzadas de colagénio foram analisadas por cromatografia líquida de alto rendimento. Concluíram que a dentina residual no chão da cavidade após a remoção da cárie com carisolv difere de alguma dentina e caracteriza-se pelo aumento do conteúdo de colagénio desnaturado.

BENERJI et al: (2000)[29] avaliaram cinco métodos alternativos de escavação de dentina cariosa, ou seja, escavação manual, queimadura a baixa velocidade, abrasão do ar, sonoabrasão e gel carisolv. O SEM foi realizado para determinar a presença de camada de esfregaço. O método carisolv não resultou na produção da camada de esfregaço, mas mostrou túbulos dentinários abertos. Onde como outro método mostrou a presença de camada de esfregaço no chão da cavidade.

Fure et al (2000)[30] avaliaram carisolv para a remoção de cárie primária in vivo em termos de eficiência, tempo de tratamento e percepção do paciente. Compararam carisolv com perfuração e concluíram que o tempo necessário para o método de carisolv foi de 5,9 ±2,2 minutos quando comparado com 4,5± 2,0 minutos para perfuração. Não foram registados efeitos adversos e o tempo de tratamento mais longo foi compensado por uma menor necessidade de anestesia. A carisolv removeu efectivamente as cáries radiculares primárias e é preferível em doentes com medo do dentista.

Anders et al (2003)[31] mediram a quantidade de bactérias cultiváveis em dentina após escavação de cárie utilizando gel de rosa -burbo e carisolv. Observou-se uma redução considerável de UFC, variando entre 10 a 104, tendo concluído que não havia diferença significativa no método de escavação entre 2 técnicas, mas o carisolv apresentou uma maior redução de UFC após a escavação, em comparação com a técnica de perfuração, isto foi atribuído às propriedades antibacterianas do carisolv, que contém cloraminas, que têm um efeito antibacteriano inerente.

Rafique et al (2003)[32] mostraram que a abrasão do ar e o carisolv são uma alternativa viável ao método convencional.

5. ABRASÃO AÉREA:

Introdução

História

Vantagens

Indicações

Contra-indicações

Princípio

Aprender a utilizar a abrasão do ar

Preparação dentária com abrasão do ar

Aplicação clínica

Consideração de factores

Comparação entre a abrasão do ar e a broca de alta velocidade

Desvantagens.

Introdução

Os métodos de remoção da estrutura dentária são reexaminados. Desde a introdução do rotor de ar há 35 anos atrás, os dentistas têm confiado principalmente em peças manuais movidas a ar, de alta velocidade, para remover a estrutura dentária doente e sólida durante o procedimento operatório. Antes da introdução do rotor de ar, tinham sido feitas tentativas de abrasão da estrutura dentária com várias formas de partículas abrasivas. Contudo, o interesse comercial na abrasão do ar morreu à medida que o conceito de rotor de ar cresceu em popularidade (Gordon J. Christensen 1996)[33].

A microdentisteria, ou seja, a ciência dentária de diagnóstico, intercepção e tratamento de cáries a nível microscópico está agora a emergir como uma ferramenta operativa na odontologia baseada na ciência.

A abrasão do ar é uma terminologia antiga que está a encontrar um novo lugar na odontologia científica moderna. A abrasão do ar foi redefinida a partir da aplicação original dos anos 50, quando a educação dentária se dedicava à preservação do dogma e das teorias das técnicas operatórias centradas na extensão para a prevenção e está também a ser redefinida como micro abrasão do ar quando aplicada a nível microscópico.

A abrasão do ar utilizou um fluxo de alta velocidade de partículas de óxido de alumínio purificadas impulsionadas pela pressão do ar.

História

No início de 1943, o Dr.Robert Black começou os seus estudos pioneiros utilizando tecnologia de abrasivo de ar na odontologia. Em 1945, publicou uma série de artigos sobre a utilização da técnica do abrasivo de ar para a preparação e profilaxia de cavidades.

Em 1951, foi introduzido um instrumento abrasivo de ar, a mossa de ar (S.S. white co). Vinte escolas de odontologia em todo o país iniciaram imediatamente cursos de pós-graduação em técnica de ar abrasivo, que foram frequentados por centenas de dentistas. Artigos avaliando a nova tecnologia tanto clínica como cientificamente apareceram nas principais revistas.

A avaliação precoce da tecnologia revelou vantagens no conforto do paciente. Goldberg relatou que de 1141 pacientes, 50,3% sem experiência de dor49,7% relatou dor-81% descreveu-a como suave, enquanto 18,3% descreveu-a como severa. A maioria dos pacientes que sentiram desconforto indicou que era menos do que a que sentiu com o tratamento convencional com bur bur. Mais de 92% dos pacientes inquiridos preferiram a técnica de ar abrasivo.

Em 1953, Morrison e Berman 82 receberam respostas de 43 dentistas relativamente ao uso de anestesia local em conjunto com a Airdent. 17 desses dentistas indicaram que nunca utilizaram anestesia com Airdent.

O investigador relatou que a tecnologia do ar abrasivo parecia eliminar a vibração, a pressão, o calor e o ruído conduzido pelo osso associados aos métodos rotacionais. (Black1955)[34]. Observaram também velocidades de corte que pareciam iguais a maiores do que mesmo o instrumento rotativo mais rápido daquela época.

Havia inconvenientes, tal como havia vantagens. Os materiais de enchimento na década de 1950 limitavam-se principalmente ao ouro e amálgama. A clássica preparação negra G.V preferida para estes materiais, estas técnicas eram difíceis de completar apenas com a técnica abrasiva do ar e muitas vezes exigiam instrumentação rotativa para o acabamento.

Em finais dos anos 50, os inconvenientes fizeram com que a amálgama e o ouro perdessem o favor e ficassem ensombrados por uma peça de mão de alta velocidade recentemente desenvolvida, que era mais adequada para amálgama e ouro.

A tecnologia dos abrasivos aéreos sofreu grandes alterações entre os anos 50 e os anos 90. Foi desenvolvido um sofisticado sistema de medição para controlar o fluxo de partículas abrasivas com precisão microscópica. O moderno sistema de evacuação de alta velocidade também limita a acumulação de pó.

As restaurações adesivas reduziram a necessidade de formulários de contorno precisos para conseguir a retenção.

A preocupação dos pacientes com a utilização de amálgama também promoveu o clínico a procurar material restaurador alternativo e métodos mais fáceis para a sua colocação.

O desejo de tratamentos que sejam mais confortáveis, interceptadores e consumidores de estrutura dentária saudável continua. Estas mudanças prepararam o terreno para uma reanálise da tecnologia dos abrasivos de ar na medicina dentária. (Goldstein1994)[35].

Princípio

A técnica abrasiva do ar realiza a sua acção pela energia cinética de um fluxo de alta velocidade de partículas abrasivas microscópicas. (Balck 1954) a energia cinética segue o caminho de menor resistência, libertando estrutura dentária infundada e expondo a cárie subjacente.

Indicação

1. As áreas cariosas de classe I, IV, V são bem tratadas pela abrasão do ar.

2. Em crianças que não estão habituadas à instrumentação rotativa tradicional

3. Paciente que não pode ter anestesia local por vários motivos.

4. Paciente que teme as técnicas tradicionais de odontologia e o ruído da peça manual de rotor de ar. (Christensen 1996)[33]

Contra indicação

A seguinte condição representa contra indicações para o tratamento da abrasão do ar.

1. Alergia ao pó grave

2. Asma

3. Extracção recente

4. Cirurgia oral

5. Qualquer ferida aberta, lesão ou ferida, ou suturas na boca.

6. Cirurgia periodontal recente/doença periodontal avançada com fixação periodontal comprometida.

7. Colocação recente de aparelhos ortodônticos com a resultante abrasão oral.

8. Remoção de cárie subgengival em qualquer condição que colocaria o doente em maior risco de enfisema ao utilizar ar comprimido na boca. (Tim Rainey 2002)[36]

Vantagens

1. A dor durante a remoção da estrutura dentária é eliminada ou pelo menos reduzida.

2. Não ocorrem vibrações durante a operação.

3. A ponta bem concebida proporciona um bom controlo durante o procedimento.

4. Método rápido de remoção de nódoas.

5. A anestesia local não é necessária durante o corte dos dentes.

6. Adapta-se bem à preparação de classe I, IV, V.

7. Técnica útil para crianças.

8. Explora lesões cariosas incipientes que muitas vezes não são detectadas visualmente ou radiograficamente.

9. Provoca menos fadiga para o operador.

Aprender a utilizar a abrasão do ar

Existem três ferramentas essenciais em que os micro dentistas dependem quando utilizam a micro abrasão do ar

1. O dentista deve ter uma boa ampliação para diagnosticar, ver e realizar a microdentisteria com precisão.

2. Corante de detecção de cárie, utilizado para acompanhar o progresso da remoção da cárie.

3. O dentista deve ter uma unidade de abrasão do ar que seja razoavelmente ajustável e que responda (Tim Rainey 2002)[36].

O médico aprende a técnica de abrasão do ar utilizando material de simulação clínica como lâminas de vidro e dentes simulados e extraídos antes de tratar pacientes. Ao aprender, o clínico deve usar a pressão mais baixa, conseguindo a remoção do esmalte e da dentina e o tamanho das pequenas partículas (White 2000).

Após a montagem das ferramentas adequadas de abrasão do ar, há vários métodos que os dentistas podem utilizar para se familiarizarem com o efeito da física da abrasão do ar. Os simples exercícios de cortar um espelho retrovisor descartável ajudam o dentista a provar-lhe que a abrasão do ar irá cortar e ajudar o dentista a familiarizar-se com o efeito da abrasão do ar.

A unidade efectua uma acção de corte ao impingir partículas de pó com arestas vivas contra uma superfície. Um fluxo cilíndrico de pó/ar converge do bocal para uma curta distância (aproximadamente 0,5-1,6 mm) e depois diverge para uma forma de cone .o ponto de convergência máxima proporciona o efeito máximo. O dentista deve segurar a ponta de abrasão do ar aproximadamente 1 mm perpendicularmente à superfície de vidro de um espelho de superfície traseira descartável. Com o ajuste médio da entrega do pó e da pressão do ar, activar o fluxo abrasivo.

À medida que o corte no espelho progride, a cavitação aparecerá como um cone duplo, o corte na superfície será reflectido pela superfície posterior do espelho. À medida que o corte progride, dois cones crescerão em tamanho e convergirão, quando finalmente convergem, haverá um único furo em forma de cone através do vidro do espelho. Os cortes com paredes rectas são feitos com o bocal a curta distância. À medida que o bocal se afasta verticalmente do trabalho, o diâmetro ou largura do buraco do corte aumenta, com a parede a ficar em forma de cone.

Para obter uma definição afiada, a distância da ponta do bico deve ser mantida a um mínimo de 0,8mm e deve utilizar-se o bico de 0,011 polegadas de diâmetro mais pequeno.

Após observar e dominar o uso da abrasão do ar para cortar a superfície dura do espelho, que é semelhante às características de corte de esmalte liso da superfície, o dentista pode praticar em dentes extraídos.

APLICAÇÃO CLÍNICA

- Preparação do dente.
- Como profilaxia.
- Preparação da superfície e força de ligação
- Utilizado em conjunto com selante de fossa e fissura.
- Cárdias de fissuras.
- Reparação de compósitos.
- Reparação de laminados.

Preparação do dente

O procedimento é o seguinte.

1. É colocada a barragem de borracha.

2. Limpar as superfícies dos dentes e colocar corante de detecção de cárie. Quaisquer áreas que tenham penetrado pelo corante de detecção de cárie serão exploradas.

3. Um ajuste de 80 psi ou menos com 27 um tamanho de partícula e uma ponta de 0,014 polegadas é confortável e adequado para a maioria dos procedimentos. Mapear mentalmente a área de suspeita de decadência e começar com a área menos afectada.

4. Colocar o bocal em ângulo recto não mais de 1mm à superfície a ser tratada progride metodicamente de uma extremidade para a outra.

5. Começar com a explosão de 3 segundos a 80 psi e traçar os sulcos e fissuras da superfície oclusal dos dentes.

6. Observar e diagnosticar a fossa limpa e fissuras para qualquer decadência restante ou fossa e fissuras perdidas. Usar um busto curto e controlado para remover o último sinal de qualquer mancha nas fissuras. Se não houver cárie, o dente está pronto para receber restauração (Black1954 e Rainey 2002). [34, 36]

Profilaxia

Procedimentos:

1. Todos os cálculos subgengivais são removidos com instrumento de escala.

2. Um campo seco é estabelecido com rolos de algodão ou pacotes de gaze e ar quente.

3. O abrasivo de ar é então utilizado para remover manchas, cálculo ou combinação de ambos.

4. Segue-se o polimento das superfícies dentárias (Preto 1954).

Preparação da superfície e força de ligação

O material restaurador de resina colada requer uma preparação da superfície para melhorar a fixação e retenção. As abrasões ao ar são utilizadas para a decapagem mecânica ou modificação das superfícies de dentina de esmalte e outros materiais restauradores. Estudos têm demonstrado que o esmalte modificado abrasivo ao ar aumenta a resistência ao cisalhamento do compósito. Portanto, é utilizado para gravar as superfícies de incrustações, onlays e outras restaurações indirectas antes da colagem.

Utilizado em conjunto com selantes de fossa e fissuras

A unidade abrasiva de ar em conjunto com selantes de fossa e fissuras parece ser vantajosa. Os materiais colados são efectivamente colocados directamente sobre o esmalte condicionado por partículas abrasivas do ar. Reduz o tempo necessário para a aplicação do etchant, especialmente naqueles pacientes que se mordiscam e salivam facilmente.

Reparação de compósitos e laminados

Utilizado na reparação de compósitos e laminados, uma vez que não causa danos na estrutura adjacente, o que geralmente ocorre com a utilização de brocas rotativas (Goldstein e parkins1994). [35]

Factores a serem considerados na utilização da abrasão do ar:

- Taxa de corte
- Selecção de máquinas
- Pressão de ar.
- Diâmetro do bocal.
- Tamanho e tipo de partícula.

Taxa de corte

A ordem de facilidade no corte da estrutura dentária é -esmalte hipocalcificado de

-pit, fissura e ranhuras.

-Esmalte.

-Dentina.

-Cários.

O ajuste do fluxo de ar, o fluxo de pó, a utilização de diferentes definições de pressão, e a alteração do diâmetro do bico variam a taxa de corte. A maioria dos procedimentos são realizados por 40-60 psi e 2,5gm/minuto de fluxo de pó.

Selecção de máquinas

1. Modo contínuo com exaustão; a máquina irá efectivamente cortar durante vários segundos após o corte de energia, causando danos periféricos à estrutura do dente sonoro.
2. Modo contínuo com escape; a característica de escape evita os problemas experimentados com a hemorragia -off através da peça de mão depois de o dentista desactivar o pedal.
3. Dirigindo o fluxo de partículas; o fluxo de partículas sai da extremidade da ponta tornando-o num dispositivo de corte final. Para eficiência de corte é melhor manter a ponta do bico a 30 graus a 608 ângulos e 1-3mm da superfície, o que direcciona as partículas para longe do campo e reduz a dispersão.

Pressão de ar; deve ser usada a pressão de ar mais baixa e deve ser tomado cuidado ao usar pressão de ar alta>80psi para evitar desconforto ao paciente.

Diâmetro do bocal

Os bicos variam em diâmetro de 0,011 a 0,032 polegadas e estão disponíveis em 458.678 e 908 ângulos. A maioria das preparações pode ser executada com bocal de 458 e 0,014 polegadas. A distância do bocal à superfície do dente 0-2 mm produz paredes verticais na cavidade e 2-5 mm produz ângulo de margem da superfície do cavo 458

Tipo e tamanho da partícula

A dimensão das partículas varia de 10 a 75µ m, levou à padronização de dois tamanhos, ou seja, 27 & 50 m. µDiferentes tipos de partículas utilizadas são o pó de allumina, contas de vidro, pó de vidro triturado e pó de resina de policarbonato triturado. A remoção selectiva da cárie com abrasão do ar é conseguida através da utilização de pó triturado de resina de policarbonato. Estas partículas são demasiado macias para cortar esmalte e dentina intactos, mas duras o suficiente para cortar cáries. (Yamada &Tagami 1998)37

Comparação entre a micro abrasão do ar e a broca de alta velocidade

BERBEQUIM DE ALTA VELOCIDADE	MICRO ABRASÃO DO AR
Provoca micro-fractura	Sem micro-fractura
Destruição indiscriminada da estrutura dentária	Remoção conservadora apenas da estrutura dentária afectada
Os dentistas são forçados a destruir a estrutura dentária sólida para acomodar o tamanho e a forma da broca dentária rotativa	É possível uma preparação extremamente pequena
O calor, a vibração, o ruído conduzido pelos ossos contribuem para o desconforto do paciente.	Sem calor, menos vibração, som mínimo. Apreensão do paciente muito diminuída
A dor gerada requer normalmente anestesia	Anestesia raramente requerida
Produção de electricidade estática em ponto pin	A electricidade estática é dissipada numa grande área superficial.

Desvantagens.

1. A técnica não é familiar, pelo que o dentista necessita de um período de aprendizagem para se acostumar a ela.

2. As preparações dentárias não se assemelham aos contornos tradicionais, precisos e claramente identificáveis.

3. A percepção táctil do profissional durante a remoção da estrutura dentária é mínima, uma vez que o bocal não entra em contacto com o dente.

4. Não são possíveis os preparativos da coroa.

5. Os detritos de óxido de alumínio acumulam-se por todo o lado e é necessária perícia especial para o controlar pela direcção adequada da ponta da peça manual, excelente sucção e, potencialmente, pela utilização de dispositivos de filtragem de ar.

6. A visão do médico é obscurecida por detritos enquanto a estrutura dentária é removida.

7. A execução da abrasão do ar em áreas de classe II e III requer uma aprendizagem mais extensa do que a sua utilização na superfície dentária.

8. O custo da unidade de abrasão do ar é relativamente elevado.

9. Quando o pó de óxido de alumínio é utilizado no sistema abrasivo atinge o vidro do espelho intraoral, o espelho torna-se fosco. Aconselha-se a utilização de espelho bucal no qual o habitual cristal de vidro foi substituído por um cristal semelhante de safira sintética transparente de água. (Rainey 2002). [36]

6. TERAPIA LASER

Introdução

História e desenvolvimento do laser

Prevenção de cáries por laser de dióxido de carbono

Preparação da cavidade utilizando laser

Vantagens e desvantagens

Introdução

Laser é um acrónimo de **[LIGHT AMPLIFICATION by STIMULATED EMISSION OF RADIATION]**.

Os lasers são dispositivos que geram ou amplificam a luz e cobrem a radiação em comprimentos de onda que vão desde o alcance do infravermelho até ao ultravioleta e mesmo o alcance do raio X suave.

O dispositivo laser consiste em

1. Um meio laser como átomos, moléculas, iões, ou cristais semicondutores.

2. Um bombeamento para excitar estas moléculas de átomos, etc., para níveis de energia mais elevados

3. Um ressonador óptico (cavidade laser) que é composto por elementos adequados de feedback óptico que permite a passagem do feixe de radiação através do meio laser.

História e desenvolvimento de Lasers

Em 1960, o laser de cristal de rubi foi desenvolvido por Maiman dos laboratórios Hughas Research. Emitia uma luz de 0,694mm de comprimento de onda. Stun e Soguhaes realizaram o primeiro estudo, que demonstrou que a exposição do esmalte à irradiação laser de rubi aumentava a sua resistência aos ácidos

Em 1961, o segundo laser chamado Neodynium em laser de vidro foi desenvolvido por Snitzer. Mais tarde Johnson e Nassan desenvolveram o primeiro laser de Neodímio em estado sólido, que utilizava Nd ião no tungstato de cálcio.

Em 1961- Javan etal introduziu o laser Hélio e Neon.

Em1964- O laser de dióxido de carbono foi introduzido por Patel.

Em 1964, o laser de árgon foi desenvolvido por pontes do laboratório de investigação Hughes.

Em 1982- Excimer lasers.

Em 1991-Erbium: YAG laser.

Em 1992-Holmium: YAG laser.

Historicamente, os primeiros lasers a serem comercializados para uso intra oral foram os lasers de CO_2

Em 1990, aFDA foi autorizada para uso intra oral de laser Nd:YAG e foi reconhecida como o primeiro laser concebido especificamente para a odontologia geral. Actualmente, numerosos lasers de diferentes comprimentos de onda estão a ser utilizados clinicamente em consultórios dentários. Os parâmetros específicos de como são utilizados dependem das suas características individuais de absorção de tecido. [38]

Prevenção da cárie utilizando luz laser

Featherstone et al estudaram o efeito do laser nos tecidos duros durante cerca de 20 anos.estes estudos incluíram interacções fundamentais do tecido laser, incluindo transmissão, absorção, dispersão e medições de reflexão. Mediram os efeitos térmicos, ablação, vaporização e modelação térmica em numerosos comprimentos de onda. O que levou a estudos laboratoriais sobre a utilização de lasers específicos para a prevenção da progressão da cárie no esmalte e na dentina? Os objectivos gerais destes estudos são estabelecer bases científicas para a escolha do estado do laser que pode ser utilizado clinicamente para a prevenção, remoção ou tratamento de lesões cariadas.

A hipótese subjacente à prevenção da cárie é de duas hipóteses.

1. Existem efeitos específicos das condições de irradiação da luz laser que interagem de forma mais eficiente e eficaz com os tecidos duros dos dentes.

2. A conversão eficiente da luz em calor à medida que a luz laser é absorvida, resulta numa maior resistência à dissolução do mineral dentário por ácido.

Mecanismo de prevenção da cárie por laser de dióxido de carbono

Efeito do co2 no esmalte

1. O papel dos lasers co2 na prevenção da cárie dentária tem sido explorado desde a década de 1960.

Foram dadas variedades de explicação para a alteração da taxa de reactividade do esmalte dentário por tratamento com irradiação laser de co2.

a. Borggeven et al sugeriram que a resistência do esmalte laser à desmineralização sub-superficial pode ser devida a alterações químicas, tais como perda de matéria orgânica e carbonato.

b. Steen et al, Ferreian et al e Kantola realizaram estudos utilizando lasers de CO2 e demonstraram efeitos cristalográficos, tais como cristais apatite com uma forma diferente e maior tamanho e perda de estrutura prismática, são responsáveis pelo aumento da resistência do esmalte ácido.

c. Fowler e kuroda descobriram que o tratamento com laser a temperaturas entre 100 -6500c pode converter o fosfato ácido em pirofosfato para inibir a desmineralização.

d. O efeito de prevenção da cárie do laser de co2 deve-se à perda de carbonatos, que é um mineral solúvel que se perde do mineral apatita carbonatada durante a irradiação laser específica.

   O comprimento de onda ideal utilizado é de 9,3 a 9,6µm com duração de pulso de 100µsegundos ou menos.

   O efeito da irradiação laser, utilizando uma densidade de energia muito baixa (0,3J/cm2) pode aquecer o esmalte a uma temperatura inferior a 4000c,este efeito pode causar uma decomposição parcial da matriz orgânica e pode levar a um bloqueio dos espaços inter e intra prismáticos. Consequentemente, a difusão iónica no esmalte está comprometida, resultando na redução da desmineralização do esmalte.

Efeito do laser de co2 na dentina.

Na dentina, desconhece-se a razão exacta da inibição da lesão da cárie por tratamento a laser. Kantola sugeriu que as alterações cristalográficas na dentina alisada por lasers de co2 mostraram recristalização devido à irradiação por laser.

Nelson et al mostraram que a fusão e fusão ocorreu na superfície da dentina de raiz alisada com Co2laser com intensidade=9,3µm.

Nammour et al utilizaram o laser co2 em λ10.6µm operando a intensidades muito elevadas e mostraram uma camada selada na superfície da dentina, o que atrasou a difusão do ácido para a dentina subjacente e reduziu a extensão da lesão cariosa a um grau significativo. Também o aumento do conteúdo inorgânico na superfície irradiada pelo laser aumenta a resistência à desmineralização.

Laser Co2 e Fluoreto para prevenção de cáries

Em 1991, Featherstone et al observaram que o tratamento com laser de baixa energia associado ao tratamento com flúor inibia totalmente a progressão da lesão subsequente num modelo de ciclagem com PH.

Phan et al propuseram o mecanismo para a formação da FAP. Durante o tratamento com gel de flúor, o ião fluoreto difunde-se através dos poros entre as hastes de esmalte para depositar e formar uma camada de revestimento de F-veneer. A absorção do laser de co2 $\lambda=9,6\mu m$ de irradiação, camada fina de F-veneer, juntamente com poucos micrómetros exteriores adicionais de superfície de esmalte foram termicamente fundidos e recrutados para se reorganizarem numa nova estrutura, o mineral FAP.(Azevedo Rodrigues et al 2004)[39]

Preparação da cavidade usando Laser

Inicialmente a utilização do laser como substituto da broca dentária era uma ideia popular, mas devido às altas densidades de energia (acima dos 1000j/cm2 na junção dentino-esmalte) causaria danos irreversíveis na pulpa, isto não se tornou prático e não foi explorado cientificamente.

Revisão histórica

Historicamente, o primeiro relatório in vivo de aplicação de laser a um dente humano vivo e saudável foi publicado por Leon Goldman M D em 1965.um laser de rubi pulsado foi utilizado para estudar a lasing de dentes durante uma hora, o estudo microscópico mostrou apenas a destruição superficial da coroa.

Stern, Sogunars e Goldman (1968) relataram a restauração de esmalte e dentina, mas foi produzido um catering muito maior em dentina, o que foi atribuído ao maior conteúdo orgânico de dentina.

Trabalhos anteriores mostraram que os danos no tecido vital podem ser contornados ao mesmo tempo que se atinge uma temperatura superficial elevada utilizando impulsos laser intensos de curta duração; contudo, isto pode causar rachaduras na superfície.

O feixe laser Co2 pode tornar-se um meio adequado para tratar o processo carioso como

1. Vaporiza a lesão.
2. Converte a dentina em estrutura cristalina, que se torna uma barreira estéril e protectora.
3. Isto leva à formação de dentina reparadora.
4. O dente permanece vital e funcional.

Procedimento

Após o diagnóstico, dependendo do seu volume, a zona deteriorada é tratada para remover a dentina superficial infectada. A emissão laser é libertada por varreduras sucessivas de um segundo de duração a uma velocidade aproximada de 5mm/segundo.para evitar que a temperatura suba cada exposição laser é seguido por um tempo de recuperação pelo menos tão longo como o tempo de trabalho. A exposição é continuada até a dentina assumir a cor âmbar. Em caso de tratamento com pulpite reversível, o tratamento é realizado com anestesia local.

Decadência simples: para a decadência simples, a potência é regulada entre 4-6w com séries de disparos laser em que as emissões e as pausas se sucedem. Em caso de exposição estática a emissão é de aproximadamente 0,2 segundos, em exposição dinâmica é de 1 segundo.o dentista precisa de utilizar airotor em conjunto com laser. Cada pulso de laser vaporiza 40-60microns de estrutura dentária deteriorada.

Desintegração penetrada: o raio laser é focado na dentina periférica deteriorada de modo a isolar a zona pulpar. Neste momento, o laser volatiliza a dentina infectada restante e converte a dentina patológica em nova estrutura cristalina. O feixe será focado na ferida pulpar perpendicular ao eixo pulpar, a fim de evitar a coagulação e a necrose completa da polpa. A potência óptica é reduzida para 3w, sendo cada disparo de 0,1 segundo cada.

ND: YAG Laser. (Bassi, Patel M 1994)

Lenz et al descobriram que utilizando o laser Nd:YAG em lesões incipientes, as superfícies do esmalte dentário foram seladas e a lesão foi inibida. Podem ocorrer danos pulpares se não for utilizada energia adequada40.

Harris et al descobriram que, Nd:YAG lasers é absorvido pelo esmalte carioso e não pelo esmalte saudável. Nd:yag laser tem afinidade por tecidos pigmentados, a iniciação tópica pigmentada foi necessária para ablacionar a dentina sonora.

Yamada et al 1974 utilizaram lasers pulsados Nd:YAG a uma densidade energética de 10-20 jouls /cm2 para irradiar o esmalte a superfície do esmalte irradiado tornou-se resistente à descalcificação devido à fusão do cristal de apatite.

Er:YAG Laser

Em 1988, Paghdiwala testou érbio: ítrio-alumínio-garnet (Er-YAG) de comprimento de onda para a sua capacidade de ablação de tecidos duros dentários sem qualquer arrefecimento de água. Os orifícios preparados não mostraram microfissuras/arranjos. A temperatura da cavidade pulpar mostrou-se ter um aumento médio de 4,3oC bem dentro da margem de segurança da cavidade pulpar.

Durante meados dos anos 90, a Investigação examinou a segurança e o valor da utilização do comprimento de onda Er:YAG para a preparação de tecidos duros. O sistema laser Er:YAG foi introduzido no mercado médico na Alemanha em 1992 e recebeu a autorização da FDA em 1997. Dois comprimentos de onda foram utilizados clinicamente em tecidos duros.

Er:YAG-2.94 µm

Er,Cr:YAG-2,78 µm (érbio, crómio:ítrio-scândium-galliumgarnet).

Mecanismo de ablação

O processo de ablação termomecânica é descrito para lasers Er:YAG e Er:YSG.

O Erbium provoca a rápida expansão da água inter-sticialmente retida dentro do substrato mineral, provocando uma expansão maciça do volume e esta expansão faz com que o material circundante seja explodido. Resulta em som popping quando o laser interage com o tecido dentário. O som é chamado efeito fotoacústico. O tom e a ressonância desta onda sonora varia de acordo com a presença ou ausência de cárie no dente.

Tem efeito bactericida, o comprimento de onda do érbio é absorvido pela água das células bacterianas e as células são submetidas a vaporização do líquido até à vaporização a vapor. O efeito bactericida deste laser é uma vantagem adicional para o procedimento com tecidos duros.

Preparação da cavidade com Erbium

Todos os laser Erbium têm a capacidade de variar as configurações de potência desde energias mais elevadas que são necessárias para abater o esmalte, até configurações mais baixas necessárias para abater a dentina, cáries e tecidos moles.

Definições de potência recomendadas:

Esmalte: 4-8w

Dentina: 2-5w

Cáries: 1-3w

Osso: 1.5-3w

Tecidos macios: 1-3w

Ao tratar lesões oclusais, o operador deve sair para abrir a ranhura com laser dirigido perpendicularmente às encostas das cúspides. O movimento da ponta deve ser em incrementos laterais lentos de 1mm. Os movimentos de entupimento ajudam a aprofundar o processo de ablação. Outra técnica é utilizar inicialmente a ponta mais larga (600µm) e depois proceder a ponta mais pequena (400µm).as pontas devem ser mantidas em ligeiro movimento para evitar a acumulação de calor e ablação por produtos.

Kim et al descobriram que o spray de água com laser Er:YAG deve ser contínuo e estável, a quantidade de água para ablação óptima deve ser de 1,69ml/minuto para ablação óptima de 250 m de energia por pulso em dentina e esmalte. A distância da superfície do dente depende do comprimento de onda, do fabricante e do sistema de entrega. A distância ideal para o corte é de 0,5-2mm de distância do dente.

A determinação da extensão das cáries remanescentes na preparação a laser é difícil do que nas preparações tradicionais. O detector de cáries pode dar falso positivo no esmalte gravado e requer uma ampliação de ×10 e acima. O método táctil inclui a utilização de escavadora de colher afiada ou de rebarbas de velocidade lenta para determinar a remoção da cárie. A hidratação da cárie e ablação a laser parece tornar a remoção "descascada" das cáries retidas com colheres afiadas mais fácil do que quando o laser não é utilizado. O laser produz anestesia parcial temporária/numidade do dente que está a ser utilizado. Os médicos têm sugerido que os lasers de érbio podem ser desfocados com alta energia (5-6w) durante até 2 minutos para diminuir a sensibilidade da preparação do laser.

Durante o biselamento de superfícies de esmalte, foram utilizadas configurações médias (2-4w) a baixas, e o modo de contacto é utilizado para evitar a ablação excessiva. Durante a preparação do dente proximal, o dente adjacente deve ser protegido com matrizes metálicas, uma vez que os lasers não têm qualquer efeito sobre os metais. Devido a esta propriedade, pode ser utilizado para remover a cárie da gengiva para a margem da restauração de porcelana/ metal abundante. Mas pode reagir com restaurações de compósito, compómero e glasionómero. (Glenn van 2004)[41]

Vantagens do laser na remoção de cáries

1. A analgesia induzida por laser nega a necessidade de anestesia local usando agulhas.

2. Há menos sensibilidade pós-operatória porque a dentina pode ser fundida por laser e torna-se menos permeável do que a dentina normal.

3. O acesso às cáries subgengivais é grandemente melhorado pela capacidade do laser de vaporizar o tecido gengival.

4. Aumenta a força de ligação do material restaurador adesivo.

Desvantagens dos lasers

1. Custo-eficácia.

2. A analgesia induzida por laser não é tão fiável como a anestesia local convencional em alguns pacientes.

3. Demora nos procedimentos com tecidos duros quando comparado com os métodos padrão disponíveis (Bassi et al 1994)[40]

DIGESTÃO ENZIMÁTICA

Em 1989 Goldsberg e Keil mostraram que a colagenase ou proteinases provoca a digestão enzimática da dentina cariosa. Mais de 90% das cáries dentinárias afectadas poderiam ser solubilizadas in vitro com uma mistura experimental de enzimas (pronase [TM] de s.griseus.)

Contudo, a eficácia tem de ser dramaticamente melhorada antes de se poder considerar a sua utilização clínica.

TEORO DE OZONO

Introdução

Química do ozono

Efeito do ozono na cárie, placa bacteriana e saliva e ligas dentárias

Indicação

Passos clínicos na Ozonoterapia

Evidência

Desvantagens.

Implementação

Introdução

Despedida final da nossa filosofia de perfuração, enchimento e facturação!

O ozono é introduzido como uma alternativa à anestesia local, perfuração e enchimento para a gestão de cáries. O ozono é um dos oxidantes mais poderosos da natureza, o que explica a sua capacidade de matar bactérias, esporos e vírus. A Ozonoterapia baseia-se na premissa de que a lesão cariosa primária quando exposta ao ozono se torna estéril e re-mineraliza após algum tempo. Assim, apresenta uma abordagem diferente para remover microrganismos acidófilos na cárie dentária. (Baysan & Lunch2001)42.

Química do ozono

O ozono faz parte da mistura de gás natural que envolve a terra a grande altitude e protege a população mundial da radiação ultra-violeta excessiva. O ozono é produzido de uma forma controlada, utilizando unidades de descarga de corona eléctrica. O ozono tem características únicas de se decompor em material inofensivo, não tóxico& ambientalmente seguro. O ozono é encontrado no ar ambiente a um nível superior à norma nacional de qualidade do ar de 0,12 ppm, em média, durante um período de uma hora. Os seres humanos são continuamente expostos ao ozono durante a sua vida diária (Baysan 2001)[42].

Princípio da Ozonoterapia

A Ozonoterapia para cárie dentária baseia-se no conceito de eliminação completa de bactérias acidófilas, fungos e vírus. A Ozonoterapia baseia-se na premissa de que a lesão cariológica primária quando exposta ao ozono se torna estéril e re-mineraliza. Está agora provado que a aplicação de 10 segundos de gás de ozono numa concentração de 2200 ppm eliminaria 99% da microflora da cárie. Como o ambiente ácido de nicho cariado leva anos a estabelecer-se, é improvável que o nicho se desenvolva novamente após a remineralização, a cavidade possa ser selada ou restaurada numa consulta posterior, se necessário por razões cosméticas (Smith et al 1978)[43].

Efeito do ozono na cárie, placa bacteriana, saliva e ligas dentárias

O 'beijo' da morte para Mutanos e Lactos

O ozono, um poderoso biocida, é conhecido por destruir 99% do microrganismo que é estreptococo mutans e lactobacillus em cáries radiculares.

Estudos têm demonstrado que

1. O ozono decipa-se rapidamente na água e mata microorganismos através de um mecanismo que envolve a ruptura destas membranas (Baysan 1999)[44].
2. É um forte oxidante das paredes celulares e membrana citoplasmática de bactérias (Grootveld et al 2001)[45].
3. O tratamento com ozono leva à descarboxilação oxidativa de acetato de piruvato de placa e dióxido de carbono como subproduto (Grootveld et al 2001)[45].
4. Oxida os compostos de enxofre voláteis precursores da metionina ao seu correspondente sulfóxido e evita assim os malodores associados às cáries radiculares (Smith et al 2001)[43].
5. Oxida os ácidos gordos polinsaturados.
6. O ozono tem pouca influência na oxidação das ligas dentárias (Suzuki et al 1999)[46].

Indicação47

A Ozonoterapia destina-se a ser utilizada em doentes dentários para tratar

1. Lesões primárias de cárie radicular.
2. Cópias primárias de cáries e fissuras.
3. Lesões iniciais de cárie à volta da coroa e ponte.

Passos clínicos na Ozonoterapia

O copo de polímero é adaptado à lesão cariosa primária e o ar é sugado para criar um vácuo.

↓ ↓

Água ozonizada/ gás ozono produzido   Se ocorrer um selo defeituoso

No gerador de ozono é entregue a um   entre a taça e o

Concentração pré-definida durante 10 segundos   dente, a unidade desliga-se.

No copo à volta da superfície do dente.

↓

Sucção activada ou 10 segundos enquanto a chávena ainda está adaptada à lesão cariosa primária para remover o ozono residual.

↓

O sistema de aspiração passa o gás através do filtro de carvão activado granular para remover todos os vestígios de ozono.

↓

O fluido redutor é bombeado durante 5 segundos para o local de tratamento para iniciar o processo de remineralização.

↓

O paciente é instruído a utilizar o kit de cuidados domiciliários

↓ ↓

Se for necessário restauro, é colocado após 3 meses

Se a restauração não for necessária, o paciente é instruído para ser recolhido após 3 meses (Bayson 2000).

Evidência

O ozono tem sido utilizado para tratar lesões cariosas estabelecidas de várias fases, mas não tem sido utilizado para a prevenção. Vários estudos têm investigado o efeito do ozono sobre as cáries.

Bayson et al 200448, demonstraram uma redução significativa do número de bactérias nas lesões tratadas com ozono em comparação com as lesões tratadas com placebo imediatamente após o tratamento. O estudo mostrou que 20 segundos de ozonoterapia resultaram em dentina mais dura em 81% dos dentes tratados com ozono, enquanto 10 segundos de ozonoterapia resultaram em dentina mais dura em apenas 22% dos dentes tratados com ozono. Isto indica que as lesões mudam clinicamente para fases em que a progressão da cárie pode ser considerada como tendo cessado.

Holmes (2003) avaliou o efeito da ozonoterapia em combinação com a utilização diária de produtos remineralizantes. O período de controlo foi de até 18 meses, e os pacientes foram chamados para exame e repetição do tratamento após 3, 6, 12 e 18 meses. O rasto mostrou que 69-100% das lesões tratadas com ozono se tornaram mais duras durante o ensaio de 18 meses e nenhuma se tornou mais suave. No grupo do placebo apenas 1% das lesões tratadas tornaram-se mais duras, enquanto 4-37% se tornaram mais suaves. A dureza recuperada do tecido dentário poderia indicar que as cáries podem ser presas. A alteração poderia também ser parcialmente atribuível à absorção de minerais da saliva, à influência diária de produtos de remineralização ou ao efeito da solução aplicada após o tratamento com ozono, mas não é clara. Também não é claro até que ponto as cáries tinham sido removidas pelos próprios sujeitos através de exames. A razão para a exposição repetida à ozonoterapia não é clara.

Desvantagens

As lesões de difícil acesso, como as de entre dois dentes, não poderão ser alteradas para o tratamento com ozono, uma vez que o copo de silício não pode penetrar na fenda. Assim, a ozonoterapia só é adequada para superfícies facilmente acessíveis onde a cárie pode ser removida com uma escova de dentes ou outros procedimentos não operatórios.

MATERIAIS BIOMIMÉTICOS RESTAURADORES:[4]

Material utilizado para a restauração de cavidades MI:

- GIC &

- Composto

As cavidades MI requerem material biomimético para melhorar a remineralização e a cura. O termo biomimético sugere a "imitação da natureza". Por outras palavras, o material deve reproduzir um ou mais fenómenos naturais dentro de uma situação biológica. Implica também que o material será biocompatível, ou seja, biologicamente aceitável e não rejeitado pelos tecidos vitais adjacentes. Após a colocação, tais materiais causam uma resposta inflamatória transitória de baixo grau, mas não libertarão irritantes químicos na vizinhança.

O material deve ter as seguintes propriedades

    a. Deve com carga oclusal de suporte

    b. Deve ser resistente ao desgaste

    c. Não deve dissolver-se com o tempo

    d. Deve aderir à estrutura dentária

    e. Deve ter propriedades antibacterianas

    f. Para desencorajar a acumulação de placas nas proximidades

    g. Deve libertar ião flúor para encorajar a remineralização e a cura

Quando a cavidade é selada com material biomimético ou restauração, liberta cálcio, fosfato e iões flúor num ambiente húmido e melhora a remineralização e cura da dentina subjacente.

O ionómero de vidro demonstrou cumprir estes requisitos, mas é necessária mais investigação para melhorar as propriedades físicas do material.

Agentes de ligação de resinas compostas ou dentinárias:

Os agentes de ligação à dentina removem a camada de esfregaço e deixam uma zona de fibrilas de colagénio expostas. A aplicação de monómero polimerizável hidrofílico (HEMA) adequado infiltra o colagénio húmido e estabelece uma ligação mecânica esta camada é conhecida como híbrido/resina reforçada/resina impregnada. A superfície da camada híbrida é rica em grupo metacrilato, permite a ligação cruzada com matriz de compósito. A taxa de sucesso clínico deste tipo de restauração é maior e o problema potencial é a retracção por polimerização, que é atribuída à utilização de luz de cura de alta intensidade.

É útil pensar no ionómero de vidro e no material composto como estando no extremo oposto do espectro da formulação. Os materiais híbridos (ionómero de vidro de fotopolimerização e compósitos) podem ser colocados no meio deste continuum.

O desenvolvimento de materiais ao longo do espectro da resina ionomérica continua na direcção dos materiais bioactivos. Foram introduzidas resinas de libertação de flúor. A melhoria das propriedades mecânicas, biológicas e cariostáticas levou à introdução de materiais com características optimizadas. Novos materiais com características antimicrobianas estão em desenvolvimento. Até hoje, nenhum material no continuum tem todas as características desejadas para um material restaurador perfeito (Peter/Mclean 2001). [4]

Conclusão

Durante as últimas décadas, os desenvolvimentos científicos em cariologia, materiais dentários e sistemas de diagnóstico mudaram a abordagem da odontologia ao diagnóstico e gestão da cárie dentária. Adesivos dentários e materiais restauradores com nova compreensão do processo de cárie e do potencial de remineralização do dente, e alterações na prevalência da cárie têm catalisado a evolução na gestão da cárie de G. V. Black's *"Extensão para prevenção"* para *"Minimally Invasive"*.

A base científica para um diagnóstico precoce; uma classificação modificada das cáries baseada no local e no tamanho da remineralização da lesão, redução das bactérias cariogénicas e desenho minimamente invasivo da preparação da cavidade, técnicas e selecção do material alteraram o conceito de preparação da cavidade.

As tecnologias emergentes facilitarão a evolução para a prevenção primária das cáries, embora existam obstáculos.

Inclui a detecção precoce da lesão, avaliação individual do risco de cárie, intervenções não cirúrgicas e uma abordagem cirúrgica modificada que inclui preparações dentárias mais pequenas com desenhos de cárie modificados e materiais dentários adesivos e reparação em vez de substituição de restaurações em falha.

A visão de G V Black (1900) sobre o futuro da odontologia *"está certamente a chegar o dia ...em que estaremos envolvidos na odontologia preventiva e não reparadora"* pode tornar-se realidade na presente década.

"Pense duas vezes antes de pegar naquela peça de mão... porque a aresta de corte já não é uma broca dentária".

O objectivo da "Minimal Invasive Dentistry" é "Preservation Of Natural Tooth Structure".

Referências :

---

[1] Dawson a s

[4] PeterCMa ,Mcleanb. Cuidados operativos minimamente invasivos .I. Intervenção e conceitos mínimos para a preparação de cavidades minimamente invasivas. J Amolgadela Adesiva 2000 ;3(1) 7-16.

[6] Tyas, Anusavice, Frenken J E, Mount G J. Minimal intervention Dentistry-A review.FDIcommission project 1-97. Intenção Dent J 2000; 0;1-12.

[7] Anne,Mclean. Minimally invasive Dentistry.J Am Dent Assoc 2003; 134: 87-95.

[8] Kidd E Erison,Mccomb,Mjor,Noack. Conceitos e técnicas de odontologia minimamente invasivas em cariologia. Oral Health Prev Dent 2003 ;1:59-72.

[9] Stookey G K, Gonzalez, Cabezas C. Método emergente de diagnóstico de cárie. J Dent Edu 2001;65:1001-1006.

[10] Mount G J, Ngo Hein. Intervenção mínima; Um novo conceito para a medicina dentária operativa. Quintessence Int 2000;31:527-533.

[11] MjorA, Dahl J E, MoorheadJ E. Idade da restauração na substituição dos dentes permanentes na prática geral.Acta Odont Scand 2000;58:97-101.

[12] Mount G J, NgoHein. Intervenção mínima; Lesões precoces: Quintessência Int 2000; 31: 535-546.

[13] Simenson R J.Cost effectiveness of pit and fissure sealants. Quitenssence Int 1989; 20: 75-84.

[16] Hasselrot. Restauração de túneis. Swed Dent J1993; 17: 173-182

[17] Anusavice KJ. O ART tem um lugar na medicina dentária de conservação. Epidemiol oral de amolgadela comunitária. 1999; 27: 442-448.

[18] Introdução do T. Piloto - ART de uma perspectiva global. Community Dent Oral Epidemiol 1999; 27: 423-430.

[19] Frencken JE, Holmgreen CJ. Que efeito tem a ART na gestão das cáries dentárias? Community Dent oral Epidemiol 1999; 27: 423-30.

[20] Massler M. Reacção pulpar à cárie dentária. Intenção Dent J 1967; 17: 441-460.

[22] Massara, AlvesJB, BrandaoPRG. Tratamento restaurador atraumático: análise clínica, ultra-estrutural e química. Caries Res2002; 36: 430-436.

[24] George MM, Petra Hahn, Elmar. Remoção de cárie quimomecânica: Uma revisão exaustiva da literatura. Intenção Dent J2001; 51: 291-299.

[25] Korman JH, Goldman M, Habels C. Estudo microscópico electrónico da estrutura alterada do colagénio após GK 101E. Jdent Res.1977; 56: 1539-1541.

[26] Yip HK, Stevenson AG. Remoção de cáries químicas quimiológicas: Uma revisão, as técnicas e os últimos desenvolvimentos. Br Dent J 2000; 188(8) 427-430.

64

[27] Zinck, McInnes, Capdeboseq. Remoção de cáries químicas quimioquímicas, avaliação clínica. Joral Rehabil 1988 ; 15:22-33.

[28] EricsonD, Zemmeran M,RoberH,Gotrck B,BoonsteinR, Thorell J. Clinical Evaluation of effectiveness and safety of a new method for chemo mechanical removal of caries. Res de cárie 1999; 33: 171-177.

[29] BanerjeeA, Kidd, Watson TF. Invitro Evaluation of five alternative Methods of carious dentine excavation. Caries Res 2000; 34: 144-150.

[30] FureS, Lingstrom P, Borkhed D. Avaliação de carisolv para a quimioterapia mecânica da cárie primária in vivo. Caries Res 2000; 34: 275-280.

[31] Anders lager, Elisbeth Thoruquist, Ericson. Bactérias cultiváveis em dentina após escavação de cárie usando Rose Bur ou carisolv. Caries Res 2003; 37: 206-211.

[32] Rafique, Fiske, Banerjee A. Clinical trial of an Air abrasion/Chemomechanical operative procedures for the restorative treatment of dental patients.Caries Res 2003; 7: 360-364.

[33] Christen J Gordon. Preparação da cavidade: corte ou abrasão? J Am Dent Assoc1996; 127: 1651-1654.

[34] Brobert Preto. Aplicação e revalorização da técnica abrasiva do ar. J Am Dent Assoc 1955 ; 46: 298-243.

[35] Goldstein ER, Parkins MF. Tecnologia Airabrasiva: o seu novo papel na odontologia restaurativa. J Am Dent Assoc1994;125:551-557.

[36] Rainey Tim. Abrasão do ar: Um padrão emergente de cuidados na medicina dentária operatória. Dent Cli N Am 2002 ; 46: 185-209.

[38] Miserendino JL, Pick M Robert. Laser em odontologia. Chicago: Quintesse publishing; 1995: 17-26.

[39] Azevedo RodriguesKl, Dos Santos NM, PereiraD, videriaAParoli V.Carbondioxide laser indetnal caries prevention. J dent 2004; 32: 531-540.

[41] Glenn Van AS. Erbium laser em odontologia. Dent Clin N Am 2004; 1017-1059.

[43] SmithC, LynchE, BaysanA, Groovteveld M. Consumo oxidativo de biomoléculas de cárie radicular por um novo sistema de entrega de ozono antibacteriano. J dent Res;2001: 80.1978

[44] Baysan A, LynchE. O efeito do ozono nos S mutans e S sorbinos. Caries Res 1999; 33:291.

[45] Grootveld MlynchE, Smith C, Bayasan A.theapeutic oxidação de biomoléculas de placa humana por um novo sistema de entrega de ozono antibacteriano. J Dent Res 2001; 80:1178.

[46] Suzuki, Oizumi, Furuya, Okamoto, Rosenstiel. Infulência do ozono na oxidação das ligas dentárias. Int J Prosthodont. 1999; 12(2): 179-183.

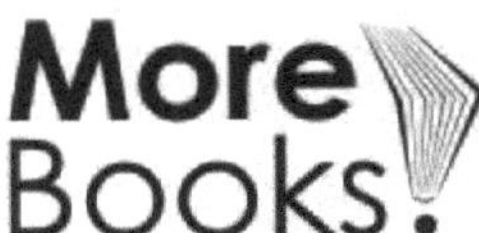

More
Books!

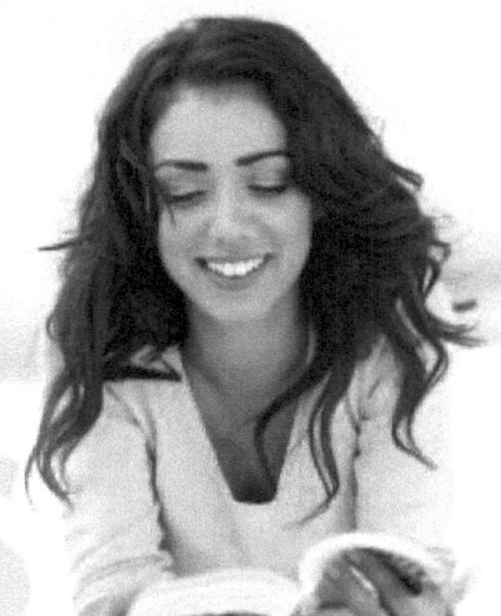

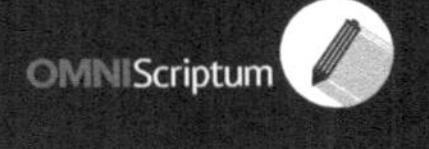

OMNIScriptum

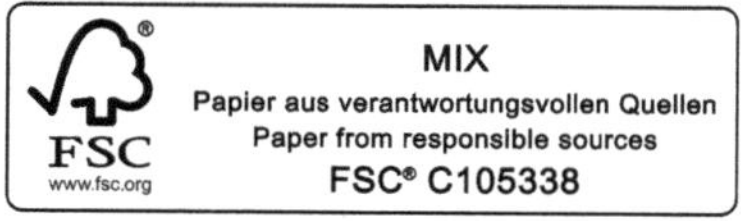

Printed by Books on Demand GmbH, Norderstedt / Germany